女性
健康金钥匙
丛书

U0279367

妇科肿瘤防治金钥匙
治疗随访篇

主编

王育　段霞　金微娜

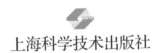

上海科学技术出版社

图书在版编目（CIP）数据

妇科肿瘤防治金钥匙. 治疗随访篇 / 王育，段霞，金微娜主编. -- 上海 : 上海科学技术出版社，2024.4
（女性健康金钥匙丛书）
ISBN 978-7-5478-6609-2

Ⅰ．①妇… Ⅱ．①王… ②段… ③金… Ⅲ．①妇科病－肿瘤－诊疗 Ⅳ．①R737.3

中国国家版本馆CIP数据核字(2024)第075367号

妇科肿瘤防治金钥匙：治疗随访篇

主编　王育　段霞　金微娜

上海世纪出版（集团）有限公司
上海科学技术出版社　出版、发行
（上海市闵行区号景路159弄A座9F-10F）
邮政编码201101　www.sstp.cn
上海光扬印务有限公司印刷
开本 787×1092　1/16　印张 13
字数 110千字
2024年4月第1版　2024年4月第1次印刷
ISBN 978-7-5478-6609-2/R·3003
定价: 58.00元

内容提要

　　"女性健康金钥匙丛书"是一套以提升女性全生命周期健康素养为目的的科普图书，由上海市第一妇婴保健院王育教授、段霞博士牵头编写。

　　《妇科肿瘤防治金钥匙》从筛查诊断、症状管理、治疗随访三个维度，选择妇科肿瘤患者常见的、深受其困扰的问题进行答疑解惑。本书为其"治疗随访篇"，共分为 6 个部分，详细介绍了妇科肿瘤的治疗方法和随访计划，内容涵盖手术、放射治疗、化学治疗等多种治疗手段，以及治疗后的康复和随访注意事项。本书编写简洁，紧扣妇科肿瘤患者对于治疗和随访产生的各种困惑和烦恼，以生动、温暖的话语将医学知识娓娓道来，既贴合女性需求，又能为其提供科学、实用的指导。

　　本书读者对象为所有关心自身健康的女性，尤其适合妇科肿瘤患者及其家人、朋友阅读。

编者名单

主编

王　育·上海市第一妇婴保健院 / 同济大学附属妇产科医院

段　霞·上海市第一妇婴保健院 / 同济大学附属妇产科医院

金微娜·上海市第一妇婴保健院 / 同济大学附属妇产科医院

副主编

于　婵·上海市第一妇婴保健院 / 同济大学附属妇产科医院

黄秋环　右江民族医学院附属医院

丁　慧·上海市第一妇婴保健院 / 同济大学附属妇产科医院

编者

（按姓名汉语拼音排序）

陈　平·上海市第一妇婴保健院 / 同济大学附属妇产科医院

丁　慧·上海市第一妇婴保健院 / 同济大学附属妇产科医院

段　霞·上海市第一妇婴保健院 / 同济大学附属妇产科医院

付　杰·上海市第一妇婴保健院 / 同济大学附属妇产科医院

龚静欢·上海市第一妇婴保健院 / 同济大学附属妇产科医院

黄秋环·右江民族医学院附属医院

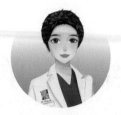

黄莎莎·右江民族医学院附属医院

金微娜·上海市第一妇婴保健院 / 同济大学附属妇产科医院

李明慧·上海市第一妇婴保健院 / 同济大学附属妇产科医院

李　娜·上海市第一妇婴保健院 / 同济大学附属妇产科医院

汪冰倩·上海市第一妇婴保健院 / 同济大学附属妇产科医院

王　育·上海市第一妇婴保健院 / 同济大学附属妇产科医院

严小雪·上海市第一妇婴保健院 / 同济大学附属妇产科医院

姚金芬·上海市第一妇婴保健院 / 同济大学附属妇产科医院

于　婵·上海市第一妇婴保健院 / 同济大学附属妇产科医院

钟敏慧·上海市第一妇婴保健院 / 同济大学附属妇产科医院

周　赟·上海市第一妇婴保健院 / 同济大学附属妇产科医院

庄　英·上海市第一妇婴保健院 / 同济大学附属妇产科医院

绘图者

董乃雯·上海市第一妇婴保健院 / 同济大学附属妇产科医院

丛书序

非常欣喜地看到上海市第一妇婴保健院王育教授组织团队编写的"女性健康金钥匙丛书"出版。

在医学知识的海洋中，我们每一位追求健康的女性都渴望找到那把能够开启健康之门的"金钥匙"。今天，这套"女性健康金钥匙丛书"的出版，正是为了回应这种渴望，为了将最前沿、最实用的妇科疾病防治科普知识传递给每一位需要的女性。

妇科肿瘤，作为女性健康的重大威胁之一，其防治工作的重要性不言而喻。然而，面对这个复杂而敏感的话题，许多女性往往感到困惑和迷茫。她们需要的不仅仅是专业的医学知识，更是一套系统、全面、易懂的指导方案。"女性健康金钥匙丛书"正是基于这样的需求，选择将妇科肿瘤的防治作为首要目标进行编写。

本套丛书共分为《妇科肿瘤防治金钥匙：筛查诊断篇》《妇科肿瘤防治金钥匙：症状管理篇》和《妇科肿瘤防治金钥匙：治疗随访篇》三个分册，以全面、系统、实用为指导原则，从筛查诊断、症状管理到治疗随访的各个环节，力求为女性朋友提供全方位、实用的肿瘤防治知识和方法。通过阅读本套丛书，女性朋友可以更加深入地了解妇科肿瘤，增强自我保健意识，提高生活质量。

在此，我要感谢所有参与本套丛书编写、审校和出版工作的同仁。正是你们

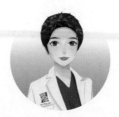

的辛勤付出和无私奉献，才使得本套丛书得以顺利问世。同时，我也要感谢广大读者对本套丛书的关注和支持，正是你们的信任和鼓励，让我们有了不断前行的动力。

最后，衷心希望"女性健康金钥匙丛书"能够成为广大女性朋友健康生活的得力助手，能为你们的健康保驾护航。让我们携手共进，共同迎接更加美好的未来！

2024 年 3 月

丛书前言

在繁忙的现代生活中，女性扮演着多重角色——母亲、妻子、职业人士，以及无数的其他身份。女性的健康，不仅是个人福祉的基石，更是家庭幸福的保障。然而，由于生理结构、生活习惯、工作压力等多种因素，现代女性的健康问题日益凸显，其中妇科肿瘤更是威胁女性健康的一大杀手。

鉴于此，我们精心策划并编写了"女性健康金钥匙丛书"，旨在为广大女性提供全面、系统、科学的健康科普知识，提升女性的健康素养。本套丛书共包含三个分册，分别是《妇科肿瘤防治金钥匙：筛查诊断篇》《妇科肿瘤防治金钥匙：症状管理篇》和《妇科肿瘤防治金钥匙：治疗随访篇》，旨在从筛查诊断、症状管理到治疗随访的各个环节，为女性提供全方位的肿瘤防治知识和指导。

《妇科肿瘤防治金钥匙：筛查诊断篇》着重介绍妇科肿瘤的早期筛查和诊断方法，帮助女性了解哪些检查是必要的，以及如何解读检查结果，以做到早发现、早治疗。本书还剖析了妇科肿瘤的成因和危险因素，希望能够引导女性在日常生活中进行科学的自我防护。

《妇科肿瘤防治金钥匙：症状管理篇》针对妇科肿瘤可能出现的各种症状和治疗可能引发的各种不适，如月经紊乱、疼痛、腹胀、恶心等，提供了有效的管理和应对策略。除了介绍了症状的识别方法，本书还从心理、营养、运动等多方面给出了建议，力求帮助女性在面对肿瘤时保持积极的心态和健康的生活方式。

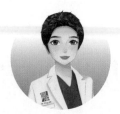

　　《妇科肿瘤防治金钥匙：治疗随访篇》详细介绍了妇科肿瘤的治疗方法和随访计划，内容涵盖手术、放射治疗、化学治疗等多种治疗手段，以及治疗后的康复和随访注意事项。通过阅读本书，女性可以更深入了解妇科肿瘤的各项治疗手段和对应的注意事项，从而积极配合医生的治疗方案、提高治疗效果和生活质量。

　　在本套丛书的编写过程中，我们力求做到内容准确、语言通俗、结构清晰，以便让广大读者能够轻松理解并掌握妇科肿瘤的防治知识。我们希望本套丛书，让更多的女性能够关注自身的健康，增强自我保健意识，提高疾病防治能力，为建设健康中国贡献一份力量。

　　我们坚信，本套丛书将成为女性朋友维护自身健康的重要参考，也将为妇科肿瘤防治工作注入新的活力和动力。让我们携手共进，以科学的态度、前沿的知识和全面的健康教育，共同守护女性的健康与幸福。

全体编者

2024 年 3 月

目 录

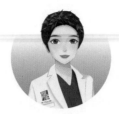

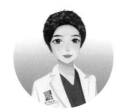

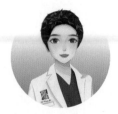

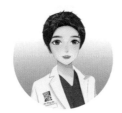

第 1 部分

妇科肿瘤最基本的治疗方式：手术治疗

1

肿瘤切除术、肿瘤根治术、肿瘤分期术和 肿瘤减灭术，该如何选择

首先，肿瘤治疗最基本的"武器"是手术治疗，但"手术治疗"是一个很笼统的概念。对于肿瘤，医生会根据它的部位、大小、恶性程度，结合当时、当地的医疗水平决定具体的手术方式，如"肿瘤切除术""肿瘤根治术""肿瘤分期术"和"肿瘤减灭术"。这些专业名词听上去相近，但它们并不完全一样。

什么是"肿瘤切除术"

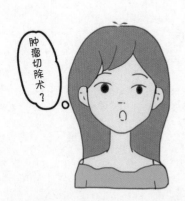

顾名思义，肿瘤切除术指的是只切除身体内某一局限区域的肿瘤。肿瘤切除计划要根据肿瘤大小、瘤体位置、肿瘤性质（也是所谓的良性肿瘤、恶性肿瘤）等多个因素来决定，并不能一概而论。例如，一些常见的妇科良性肿瘤如子宫肌瘤、单纯性卵巢囊肿、卵巢子宫内膜异位囊肿（俗称卵巢"巧克力囊肿"）和畸胎瘤，是否需要立即接受手术治疗，还需要经过医生的专业判断。常见的妇科肿瘤切除术有：子宫肌瘤切除术、全子宫切除术等。

什么是"肿瘤根治术"

它指的是对原发病灶的广泛切除，在切除原发病灶的同时又扩大了切除范围，将肿块周围的可疑组织和淋巴结也一并进行清除，以尽可能达到"根治"目的。肿瘤根治术适用于未发现有其他部位转移灶，患者全身情况能够耐受根治手术者。肿瘤根治术较常用于已明确诊断为恶性肿瘤的患者。

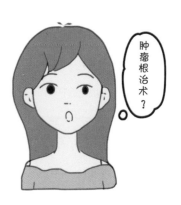

什么是"肿瘤分期术"

肿瘤分期术根据肿瘤在不同的生长期而采取不同的手术治疗方案。临床医生主要靠肿瘤分期来预测患者预后并做出合理的诊疗计划，因此肿瘤分期术是更为精准的一种手术方案。

肿瘤分期术

早期

仅限于局部
手术治愈率较高

中期

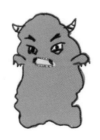

仅手术无法全面清除
还需辅以化学治疗

晚期

扩散程度较大，若要手术，通常会先进行新辅助化学治疗。手术切除后还要辅助全身化学治疗、局部放射治疗等综合治疗

- **肿瘤早期**

由于疾病早期，患者体内的肿瘤仅限于局部，如果进行手术治疗，有较高的治愈率。

- **肿瘤中期**

通常，肿瘤中期时仅通过手术治疗是无法全面清除病灶的，还需辅以化学治疗。

- **肿瘤晚期**

肿瘤的扩散程度较大，此期若满足条件，可先进行新辅助化学治疗，待病灶缩小后再进行手术切除。手术切除后还要辅以全身化学治疗、局部放射治疗等综合治疗方法。

什么是"肿瘤减灭术"

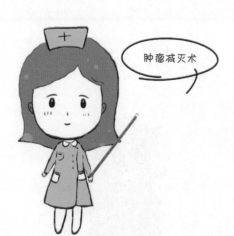

肿瘤减灭术

有些妇科肿瘤体积巨大，压迫周围组织或重要脏器，难以彻底清除。此时，可以对原发灶或转移灶做部分或大部分切除，以减少肿瘤对周围组织的压迫和肿瘤负荷，减轻患者症状，为进一步的放射治疗、化学治疗创造条件。

妇科肿瘤专科医生将根据患者具体情况，制订个体化、规范化的诊疗方案。

②

开腹和微创，妇科肿瘤患者如何选择手术方式

"开腹手术"就是人们通常说的"开肚子"，而"微创手术"也就是人们所说的"打洞"。两者除了字面意义上的不同外，到底各自有何优点和缺点？为什么临床上两种手术都在施行？开腹手术和微创手术又该如何选择？

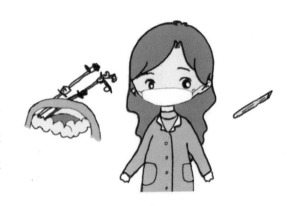

什么是开腹手术

开腹手术是一种非常传统的手术方法，历史悠久，在没有发明腔镜器械之前，一直是医学界的主流手术方法。开腹手术虽然创伤较大，但因其手术视野佳、术者手的触感好、操作直观等特点，目前仍是某些肿瘤的适宜手术方式。例

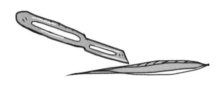

如，晚期卵巢癌时，肿瘤细胞已侵犯多处组织和器官，开腹手术可以更好地暴露手术视野，便于医生更彻底地清除病灶，因此许多医生仍会选择进行开腹手术。

·什么是微创手术·

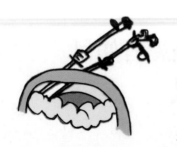

微创手术，顾名思义就是"微小"创伤的手术。随着医学科技的不断发展，"微创"的理念已深入肿瘤外科治疗的各个领域。

腹腔镜手术是最常见的微创手术方式之一，有着创口美观、创伤小等优势。传统的腹腔镜采用三孔法，也就是在腹腔上用特殊器械打三个小孔，特殊器械手臂可从这三小孔伸入腹腔进行手术。但是，现在越来越多的腹腔镜也开始采用单孔（即一个小孔）的手术方式。腹腔镜手术是特制器械手臂经腹壁穿入腹腔，术者在腹腔外操作器械臂来完成手术，故又有"钥匙孔"手术之称。

随着腹腔镜技术和设备的不断发展，腹腔镜用于妇科肿瘤的诊治越来越成熟。目前常见的妇科肿瘤腹腔镜手术有：卵巢癌腹腔镜再分期手术、腹腔镜盆腔淋巴结切除术、腹腔镜子宫内膜癌手术、腹腔镜根治性宫颈切除术等。

·腹腔镜手术有什么优缺点·

·腹腔镜手术的优点

与开腹手术相比，腹腔镜手术具有创口小、疼痛轻、恢复快、出血少、住院时间短等优点。

·腹腔镜手术的缺点

腹腔镜手术的缺点主要体现在以下几方面。

（1）腹腔镜设备比较昂贵。

（2）腹腔镜手术对手术医师有非常高的技术要求。

（3）腹腔镜手术前难以估算手术的时间；若发生特殊情况，腹腔镜手术过程中可能改为开腹手术。

（4）腹腔镜手术在特殊情况下其危险性会增加。

（5）对于恶性肿瘤，腹腔镜下清扫淋巴结的难度较大。

什么是机器人手术

近两年，临床上还出现了一种高阶版腹腔镜手术系统——"达芬奇机器人操作系统"。它由三部分组成：外科医生控制台、床旁机械臂系统和成像系统。医生坐在操控台，通过系统控制机械臂，系统则将医生在患者体外的动作精确传递到机械臂，屏幕则同步显示三维图像，从而完成手术。达芬奇机器人操作系统具有手术野更清晰、更精准、更微创的特点，是一项具有广阔发展前景的先进技术，目前已经被运用到宫颈癌、子宫内膜癌的手术治疗中。

表1-1可以帮助大家更好地理解上述几类手术的优缺点。

表1-1 · **开腹手术、腹腔镜手术和达芬奇机器人操作系统的比较**

手术方式	优 点	缺 点	适应证
开腹手术	视野清晰、术者手的触感好、手术直观	创面大、恢复慢、腹壁有瘢痕	妇科良、恶性疾病
腹腔镜手术	手术野被放大、出血少、住院时间短、术后恢复快	不能接触到腹膜表面的小病灶	恶性肿瘤、妇科良性疾病
达芬奇机器人操作系统	手术野更清晰，手术更精准、更微创，可远程操控	缺乏触觉反馈、器械单一、体型大、机器价格昂贵	恶性肿瘤、盆底疾病、良性妇科疾病

无论是传统的开腹手术还是目前最先进的达芬奇机器人手术，对手术方式的选择标准总是由疾病、个人意愿、经济条件、医院实力等各方面因素综合决定的。我们要做的就是选择正规医疗机构、积极配合医生，其他的就交给专业团队吧。

3

妇科肿瘤手术：淋巴结清扫的那些事儿

在进行妇科肿瘤手术治疗时，常听到医生说需要进行淋巴结清扫。那么，淋巴结清扫究竟是什么？有哪些术后副作用？做了淋巴结清扫，肿瘤就不会复发了吗？

什么是淋巴系统

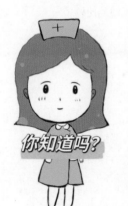

淋巴系统可以理解为人体内的一个防御体系，由淋巴管、淋巴器官和淋巴组织组成。淋巴管遍布全身，常与血管伴行，犹如一张"交通网"联系着全身。淋巴器官是一些组织器官，比较"著名的淋巴器官"就是众所周知的扁桃体。淋巴组织又称"免疫组织"，以网状细胞和网状纤维为支架，含有淋巴细胞、巨噬细胞、树突状细胞等免疫细胞。

为何淋巴系统如此重要呢？原因在于它具有吞噬外来侵袭物和清除新陈代谢后产生的废物的作用。换句话说，淋巴系统可消灭病原体和微生物，保护身体不受它们的侵袭。但是，当肿瘤发生后，肿瘤细胞可以通过淋巴管扩散到周围的淋巴结，可能会导致肿瘤扩散到其他部位。淋巴结清扫的目的就是要切除可能被肿瘤细胞侵犯的淋巴结，以避免肿瘤进一步扩散。

淋巴清扫的方式有哪些

根据目的和需求的不同，淋巴结清扫可分为预防性淋巴结清扫和治疗性淋巴结清扫。

· 预防性淋巴结清扫

预防性淋巴结清扫通常在肿瘤未扩散时进行，其目的是预防肿瘤扩散。

· 治疗性淋巴结清扫

治疗性淋巴结清扫是在肿瘤已经扩散到淋巴结时进行，其目的是清除淋巴结中的肿瘤细胞。

淋巴清扫的副作用有哪些

· 淋巴漏

患者手术后可能会出现肢体的明显肿胀、切口渗液等症状。

· 肿瘤细胞的扩散

淋巴结清扫有可能造成肿瘤细胞顺着淋巴结和淋巴管转移而侵犯其他组织、器官。

· 感染风险增加

淋巴结清扫术后，局部可有较多的积液或积血，因此局部感染的概率明显增加。

无论是否进行淋巴结清扫，都需要权衡利弊，分清治疗的主要目的，其他方面只能作为次要考虑。最重要的是应该尊重医生的专业意见、积极配合治疗。

毕竟，并不是所有患者都会出现淋巴结清扫的副作用，而消灭肿瘤是我们的终极目标。

淋巴清扫后，肿瘤就不会复发吗

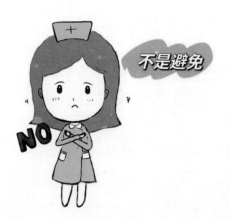

淋巴结清扫的副作用并不是百分之百会出现，那么，是不是做了淋巴结清扫后，肿瘤就不会复发了？答案当然是否定的。淋巴结清扫可降低术后肿瘤复发的风险，但要注意，淋巴结清扫对术后肿瘤复发的作用仅是"降低"风险，并不是"完全避免"。这是因为手术并不能百分百保证把转移的淋巴结清扫干净，而且，淋巴转移只是肿瘤转移的途径之一。也就是说，即使淋巴结清扫干净了，肿瘤也可能通过其他途径发生远处转移。不过，淋巴结清扫仍然是肿瘤手术中重要的一环，对降低肿瘤复发有重要意义。

当然，也并非每位妇科肿瘤患者都需要进行术中淋巴结清扫。有的患者，很早就发现了肿瘤，若没有出现转移，则不必清扫淋巴结；有的患者肿瘤发现很晚，淋巴结清扫的损伤则会大于获益，因为淋巴结是人体非常重要的免疫器官，如果大范围进行淋巴结切除，会造成机体免疫力的明显下降，容易出现细菌、病毒等病原体导致的严重感染。所以，术中是否进行淋巴结清扫，一定要听从专业医生的指导和建议，他们会根据患者情况来综合考量。

妇科肿瘤手术后能否"高枕无忧"

肿瘤细胞可以从原发部位转移到其他的身体组织，导致复发，了解肿瘤的转移途径可帮助更好地理解病情变化。

肿瘤转移途径有哪些

·直接蔓延

顾名思义是肿瘤组织向邻近正常组织扩散，如宫颈癌常累及阴道及宫颈旁和阴道旁的组织。直接蔓延是最常见的转移途径。卵巢癌也往往通过此种途径出现肿瘤转移。

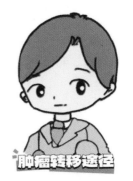

·淋巴转移

人体有一套非常重要的防御系统，即淋巴系统，由淋巴管、淋巴器官和淋巴组织组成。它和血管类似，如同一张复杂的"交通网"，遍布全身。肿瘤细胞同样可以通过淋巴系统发生转移。淋巴转移是子宫内膜癌的主要转移途径，卵巢癌也可通过此途径转移蔓延。

·血行转移

指肿瘤细胞通过血液转移到其他器官。通常，对于肿瘤晚期患者，肿瘤细胞可通过血行转移至全身各器官。

· 种植转移

可以理解为"一颗种子"（原发灶肿瘤细胞）"突破土壤"（浆膜层）"飘散"（脱落）到另外一块"土壤"里（腹腔），最后"开花结果"（浸润生长）。种植转移也是卵巢癌的转移方式之一。

何为"肿瘤复发"

肿瘤复发是指在经过有效治疗后，肿瘤患者病情完全缓解，但经过一段时间后，发现已经被控制住的肿瘤再次在原发器官上出现，或者从原发部位借由直接蔓延、淋巴转移、血行转移或种植转移，迁移到他处继续生长，并且新发肿瘤肉眼可见或可被仪器检测到。

肿瘤复发的原因有哪些

肿瘤细胞很"狡猾"。打赢"肿瘤攻坚战"的第一要务需从预防肿瘤转移着手。有的患者会问："为什么在大范围的肿瘤切除术后，肿瘤细胞仍有可能复发或转移？"大体来说，其原因有以下几点。

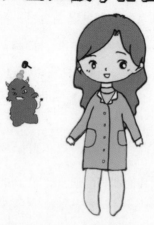

· 肿瘤本身性质的特殊性

肿瘤细胞不是一种正常细胞，它的特点是生长迅速、侵袭性很强，可以在身体各个部位生长和繁殖。因此，即使手术切除了肿瘤，并且患者在术后配合接受了各种治疗，依然有肿瘤复发和转移的可能性。

· 手术前的转移情况

如果在病情早期，肿瘤细胞扩散得少，很容易就能将它完全清除。如果在病情晚期，手术前已有微小转移灶，或目前因医疗技术限制尚无法查出转移灶，即使手术将原发灶切得再干净，也有复发的风险。

· 手术切除不彻底

这并不是说医生的技术不过关或者手术不成功。当肿瘤过大，伴有各种途径的转移，且肿瘤与周围组织、脏器粘连，即便是像广泛全子宫及双侧附件切除这么大范围的手术，仍有肿瘤细胞残留的可能。肿瘤手术的原则是尽量完全清除病灶。但在实际情况中，肿瘤生长部位牵涉到某些重要脏器时，往往无法做到完全地清除病灶。这时可能会有极小部分病灶的残留。当然，针对这类情况，医生也是有办法的。通常会选择在术后安排患者进行化学治疗或放射治疗，以通过不同的方法来杀灭肿瘤细胞。

· 忽视术前或术后的综合治疗

肿瘤治疗是一个非常复杂的过程，很多时候单靠一种方法可能无法达到彻底消除病灶的目的。除了手术治疗外，我们还有化学治疗、放射治疗、靶向治疗、免疫治疗等其他治疗方法。这些方法相互补充、相互作用，帮助达到彻底的治疗效果。因此，可以说肿瘤的治疗应是序贯、全面的。倘若忽视术前或术后的综合治疗，执意于某一方法或手段，那肿瘤复发和转移的可能性就会升高。

· 免疫力低下

在经过手术、放射治疗、化学治疗等正规治疗后，大多数对上述治疗敏感的肿瘤细胞已被杀死，但仍可能有少数对放射治疗抵抗或者耐化学治疗药或靶向药的肿瘤细胞潜伏在身体里。一旦机体免疫力下降或在其他诱因下，这些潜伏的肿瘤细胞又会活跃起来，造成肿瘤复发或远处转移。

· 患者体质和环境等因素并未改变

肿瘤治疗是一个漫长的过程，如果没有及时跟进抗肿瘤复发的治疗，或无法改变或者避免促使肿瘤复发或引起肿瘤的各种理化因素及生物致癌因素，那么仍有可能引发肿瘤的复发和转移。

所以，妇科肿瘤患者需要明确，手术只是治疗的一个部分。在手术后，还需要和主管医生积极探讨后续的治疗及术后随访方案，以便改善肿瘤预后和尽早发现异常情况。

5

妇科肿瘤患者术后常见的并发症知多少

虽然妇外科手术技术已日趋完善，大多数患者在手术后都可以顺利康复，但仍有一部分患者可发生各种各样的并发症。由于手术本身存在的不确定性和潜在风险，无论是术中还是术后，都有出现并发症的可能。手术并发症的发生有一定的概率，术中并发症会得到手术团队的及时处理，术后并发症通常也能得到预防和妥善处置。相比害怕并发症的发生，

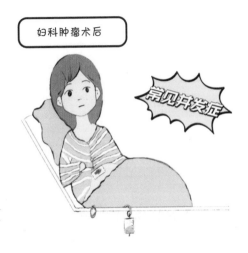

正确认识并发症，配合医护团队积极预防和处理并发症，才是我们最该做的。

妇科肿瘤患者术后常见并发症有哪些

· 术后出血

是最常见的术后并发症，多发生于术后 24 小时内。

· 尿瘘、肠瘘

由于女性生殖器官比邻输尿管、膀胱、直肠，术中可能由于电刀热辐射或医者本身技术的局限性，造成对上述周围脏器的损伤。

· 泌尿系感染

妇科肿瘤手术后发生泌尿系统感染很多见。以宫颈癌为例，由于手术范围大，手术常累及控制膀胱的神经丛，患者术后无法立即自主排尿，一般需留置导尿管 10 ~ 14 天，直至神经功能恢复。在长期留置导尿管期间，泌尿系感染的发生概率会上升。

· 切口感染、脂肪液化

一般与手术无菌技术不严格或患者本身的营养状态欠佳有关。

· 切口裂开 / 切口疝

切口裂开 / 切口疝主要与以下一些因素相关。

（1）患者年老体弱、营养不良或有慢性贫血等基础问题。

（2）切口局部张力过大，切口存在血肿和脓液感染。

（3）突然咳嗽、用力排便和呕吐、术后胃肠胀气。

· 下肢深静脉血栓形成

肿瘤患者大多处于血液高凝状态，但术后患者卧床时间久、下肢静脉回流缓慢、手术时间过长、手术造成静脉壁损伤等因素均有可能引发血栓形成。所以，早期床上活动对肿瘤手术患者很重要，如情况良好，患者生命体征平稳，术后第 1 天即可鼓励其下床适当活动。

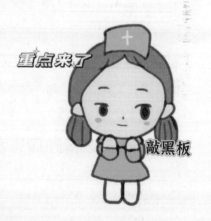

妇科肿瘤患者手术并发症该如何预防

手术并发症的预防是围手术期重点管理的内容之一。以下医疗措施可大大降低手术并发症的发生率，提高手术成功率，提升患者的术后生活质量。

· 术前评估和术后监测

术前进行充分的综合评估。妇科肿瘤患者要尽可能配合医生完善辅助检查，这样可以帮助医生全面评估疾病的程度及患者的全身情况，以便制订个性化的手术方案并尽量缩短手术时间，降低出血风险和其他术中并发症的发生率。

手术后医护团队会严密观察病情变化情况，通常要使用心电监护仪等监护设备密切监测生命体征，尤其是在术后 24 小时内会不间断观察心率、血压等情况，以便及时发现异常情况，一旦发现并发症的相关症状，医护团队也能及时处理。因此，妇科肿瘤患者和陪护家属应积极配合医护人员进行症状观察和术后监护。

· 术前皮肤清洁准备和术后伤口观察

手术前，医护人员会指导患者用含有抗菌成分的沐浴液洗澡。若没有条件，也可使用普通沐浴液。手术日早晨，护士会刮除手术区的毛发。上述措施都可以有效降低术后伤口感染的概率。手术时，医生会严格消毒手术区皮肤并执行无菌技术。手术后，医护团队也会每天观察伤口，根据伤口情况定时换药等以进一步降低术后感染发生的可能性。患者和家属也要注意观察术后伤口有无红肿、渗液等异常情况发生。控制术后感染，需要医生、护士、患者三方共同努力。

· 控制术前不良情况

手术前，医生和护士会评估患者年龄、营养状况、体重、原发疾病控制情况等，以避免伤口感染、脂肪液化、切口裂开等情况。如患者除妇科肿瘤外，尚合并高血压、糖尿病、贫血等其他疾病，一定要在手术前与医护人员沟通病情，积极配合治疗，以使原发病得到有效控制！

· 尿路管理

对于留置导尿管的患者，护士会鼓励其多饮水，同时给予每日 2 次的导管护理，以保持清洁，确保导尿管通畅，避免其受压、扭曲，并使集尿袋低于尿道口，观察尿液色、质、量。另外，医护人员还会每日评估导尿管留置的必要性。

患者要配合医护人员进行尿路管理，目标是争取缩短导尿管的留置时间，尽快拔除导管。

• 预防深静脉血栓形成

预防深静脉血栓形成要求医护人员动态评估患者血栓发生的可能性，监测D-二聚体指标。对于高危患者，经评估后术前即可穿静脉弹力袜、术中使用血栓泵、术后注射抗凝药物，以预防血栓的发生。术后当天，当患者神志清醒后，即可鼓励其床上活动，包括翻身及腿部被动运动或主动运动。术后第1天，若患者一般情况良好，生命体征平稳，即可在医护人员的指导下进行下床活动。但是，下床活动一定要在有人看护的情况下进行，动作要缓慢，避免快速变换体位。

如今，手术已经是非常成熟的治疗技术。一系列的医疗护理干预措施，可以尽可能减少手术并发症的发生。手术并发症的预防是医院手术管理重要的一部分。并发症是可防、可控的，妇科肿瘤患者要了解手术并发症，并积极配合医护人员进行预防。

6

妇科肿瘤术后，患者出现深静脉血栓，需警惕

血液凝固是一个自然过程。当身体遭遇创伤或存在伤口时，身体的凝血机制就会被自动触发；复杂的凝血机制启动时，类似塞子的血凝块（也就是血栓）会堵住伤口。别看只是一个小小的栓子，正常情况下它能帮助机体止血、防止流血过多；但一旦血液在静脉内不正常地凝结，形成血栓并阻塞管腔，轻则会影响患者的下肢功能，重则会引发血栓脱落，造成肺栓塞等不良后果，深静脉血栓严重威胁着患者的生命安全。下面，让我们一起来认识深静脉血栓。

什么是"深静脉血栓"

人体的血管像一张"交通网"一样遍布全身。每天，血液从心脏出发，通过这张"交通网"，流经全身大大小小的各个器官，带去组织需要的氧气、营养物质，带走代谢废物，保障机体正常工作。但是，突然某一天，"交通网"的某一条"重要干道"出现了"阻塞"（血栓形成）：一块巨石（血栓）堵住了通路（血管），"车辆"（氧气和营养物质）过不去，最终导致了"交通瘫痪"（局部组织缺血、坏死）。一旦血栓脱落，它随着血液流到重要血管通路，

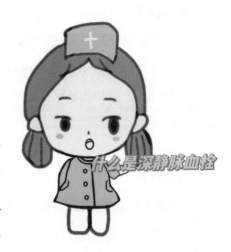
什么是深静脉血栓

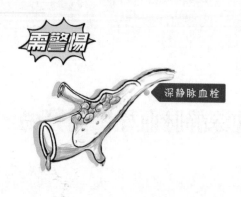

如肺动脉、下肢深静脉，可能导致严重的不良事件。

那么，是不是所有妇科肿瘤患者在手术后都会发生深静脉血栓呢？当然不是。根据科学研究，深静脉血栓的形成有特定的危险因素，如果妇科肿瘤患者存在这些危险因素，必须提前进行干预。

深静脉血栓的危险因素有哪些

最新的妇科肿瘤患者血栓防治专家共识中指出，深静脉血栓的高危因素大致可分为肿瘤因素、患者因素和治疗因素。

• 肿瘤因素

与肿瘤的原发部位、临床分期、组织病理学类型和肿瘤负荷等有关。例如，卵巢癌发生深静脉血栓的风险可能比宫颈癌和子宫内膜要高；中晚期卵巢癌发生血栓的概率更是比早期卵巢癌要高 2.7 倍。

• 患者因素

包括高龄、合并症和并发症情况（如感染、肺部疾病、肾脏疾病、高血压等）、术后制动、肥胖和既往有深静脉血栓病史等。深静脉血栓还可能与患者有静脉曲张病史、手术时间 ≥ 3 小时、卧床时间 ≥ 48 小时、手术方式（经腹）等有关。

• 治疗因素

包括手术、化学治疗、放射治疗、激素治疗、应用促红细胞生成素、输血和留置静脉通路等。

通过以上的内容，我们不难发现，肿瘤患者本身就是深静脉血栓的高危人群，因此妇科肿瘤患者的深静脉血栓预防极其重要。在患者入院后，医护会即刻对患者进行评估，并且会随病情变化或治疗情况的改变而相应进行动态、连续评估。通过评估，医护团队会将患者分为低危、中危、高危、极高危人群，并对每个层级的人群采取相应的干预措施。

哪些症状提示出现了深静脉血栓

虽然妇科肿瘤患者在入院后会由医务人员进行评估并采取相应的干预措施，但还是有部分患者会发生深静脉血栓。当出现以下症状时，常常提示形成了深静脉血栓。

· 疼痛

患者可能会感觉小腿、大腿、腹股沟等区域疼痛，并且出现单侧肢体的肿胀。

· 皮肤变化

部分患者发现患肢皮肤变成紫红色，皮肤温度也会有所升高。

· 体温异常

部分患者出现体温升高、脉率加快。若进行血液学检查，也会出现指标异常，如白细胞计数升高等。

· 肺栓塞的表现

更为严重的患者会发展成肺栓塞，表现出呼吸困难、胸痛、咯血等症状。

· 无症状血栓

这是深静脉血栓的一种特殊情况。此类患者没有任何不适，而是通过血栓筛查发现深静脉血栓的。医生会根据其具体情况给予相应措施。

深静脉血栓如何预防

预防深静脉血栓是围手术期管理的重点环节。通过以下的预防措施，可以大大降低血栓的发生率。

· 机械性预防措施

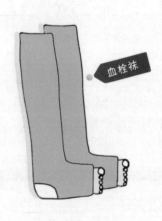

血栓袜

主要措施包括应用间歇性气囊加压泵和梯度弹力袜。间歇性气囊加压泵俗称"血栓泵"，一般在术后使用。它有两个腿套，通过加压泵间歇给予压力，使腿部血液及时回流，防止血液淤积。

梯度弹力袜又称"血栓袜"，是用特殊工艺制作而成的医用袜。其主要机制是在腿部不同部位产生不同的压力差，以此起到加压、帮助静脉回流的作用。

间歇性气囊加压泵和梯度弹力袜都是非侵入性的措施，不会给患者带来伤害。

· 药物预防措施

由于深静脉血栓主要发生在术后24小时内，同时考虑到术后抗凝药物可能导致的出血问题，因此通常建议药物预防性抗凝于术后6～12小时开始使用，恶性肿瘤术后可预防性使用4周。目前常用的抗凝药物有低分子肝素和口服抗凝药。医生会根据患者具体情况，给予相应药物。

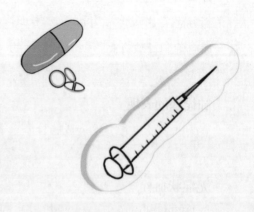

- **其他预防措施**

　　手术时应补足液体、减少创伤、严密止血，尽可能缩短手术时间，必要时需要在手术区域留置引流管。手术后，患者尽可能早期下床活动，下床活动时也应该有陪护人员在场，以防发生意外。

7

妇科肿瘤术后患者尿潴留，
留置导尿来帮忙

为什么妇科肿瘤患者术后会出现尿潴留？如何应对尿潴留？如何预防妇科肿瘤术后出现尿潴留，促进康复？现在让我们一起来了解妇科肿瘤术后管理的另一个重点——留置导尿。

什么是尿潴留

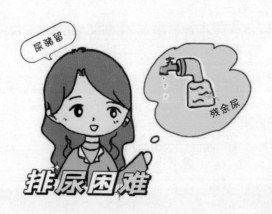

在临床上，因任何原因无法将膀胱内的尿液排尽，残余尿量 ≥ 100 ml，就称为"尿潴留"。那么，有哪些患者可能会出现尿潴留呢？例如，刚生产完的产妇、脑卒中患者、截瘫患者等，都有可能出现尿潴留。

引起尿潴留的原因是什么

对于妇科肿瘤患者而言，尿潴留多见于宫颈癌手术治疗后。宫颈癌术后，患者出现尿潴留的主要原因可分为三类。

· 手术因素

手术引起尿潴留的原因比较复杂。宫颈癌常见的手术方式为根治性子宫切除术。这种手术不仅要将被肿瘤细胞侵犯的宫颈切除，为了防止扩散，还需切除子宫及其周围组织、淋巴结、神经等。因为切除范围大，女性正常盆腔解剖结构遭到破坏，膀胱本身、支撑膀胱的组织、神经都受到损伤，因此膀胱的正常功能可能丧失，导致尿潴留发生。

· 术后因素

宫颈癌术后需要留置导尿管 7 ～ 14 天，以促使神经组织修复。留置导尿管期间，膀胱的排空和充盈功能受到抑制。同时，因长期留置尿管，增加了尿路感染的概率，而尿路感染反过来又可加重尿潴留。

· 患者因素

患者本身由于疾病的精神打击，加上不习惯在床上解尿，以及伤口疼痛等因素综合作用，可能引发尿潴留。

妇科肿瘤患者术后出现尿潴留，该如何应对

如果妇科肿瘤患者，尤其是宫颈癌患者，在手术后出现了尿潴留，可以配合医生使用药物性干预和非药物性干预来进行应对。

· 药物性干预

医生会根据患者情况开具促进膀胱平滑肌功能的药物，如新斯的明、坦洛新等，或者给予膀胱冲洗。膀胱冲洗是将一定量药物注入膀胱，之后再排空，使膀胱得以被动地收缩和舒张。膀胱冲洗能将附着于膀胱壁的炎性细胞及坏死物冲出，可以在一定程度上降低尿路感染风险。

· 非药物性干预

除了使用药物以外，还有一些非药物性干预方法可以缓解尿潴留、帮助排尿。

> 膀胱功能锻炼

当膀胱功能受到了抑制，可以通过物理方法帮助其恢复功能。最常见，也是最简单的一种方法，就是间断导尿管夹管。在留置导尿管的后期，可以陆续夹闭尿管。一般白天每 2 小时开放 1 次导尿管，或有尿意时开放；夜间则全部开放。白天开放导尿管时要记录好尿量，这样做可帮助大概知晓膀胱容量及耐受情况，对后续治疗有指导意义。间断导尿管夹管方法简单、便捷，易掌握。

> 间歇性清洁导尿

该方法是管理神经源性膀胱功能障碍的"金标准"。就如前文提到的，由于宫颈癌根治术切除范围大，部分神经暂时受到影响，需要经过一段时间才能逐步恢复。在这个阶段，不建议长时间留置导尿管，这就需要患者学会间歇性清洁导尿。具体的操作方法是：护士指导患者清洁尿道口，然后借助小镜子，由患者自行将小尿管插入尿道内，导出尿液，最后清洗小尿管备下次使用即可。此方法非常适合居家恢复的患者，不用留置尿管，也减少了尿路感染的风险，但是需要患者有一定的自理能力。当然，患者家属也可以为其代劳，一起促进患者的康复。

· 盆底肌肉锻炼

盆底肌肉锻炼有三种可行的方法：凯格尔运动、生物反馈电刺激和超短波疗法。

> 凯格尔运动

凯格尔运动是通过自主地收缩和放松膀胱括约肌，使膀胱颈部和近端尿道有意识地交替收缩和舒张，协同腹压作用使膀胱恢复到正常位置并保持排尿的控制力，以恢复自主排尿能力。此法简单便捷，只要坚持，即可有一定成效。

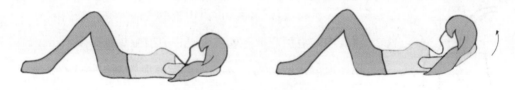

> 生物反馈电刺激

生物反馈电刺激是使用特制机器，通过低频电刺激来促使膀胱收缩或舒张，达到恢复自主排尿功能的目的。

> 超短波疗法

超短波疗法的机制是利用超短波的高频电能，将其作用于盆腔，促进血液循环，减少组织渗出。温热效应能够加快组织代谢、提高肌肉张力、改善术后膀胱麻痹和尿潴留。

上述三种盆底肌肉锻炼方法中，凯格尔运动可居家自行锻炼，生物反馈电刺激和超短波疗法需要患者到正规医院进行治疗，会产生一定的费用。大家在遵从医嘱的情况下，可以结合自身实际情况进行选择。

妇科肿瘤患者如何预防手术后尿潴留的发生

手术后尿潴留可以通过术前或术中措施进行有效预防。

（1）在病情许可的情况下，应该尽可能进行保留神经的宫颈癌根治术。

（2）建议需要长期导尿患者，应首先考虑使用间歇性清洁导尿来替代留置导尿。

（3）若有条件的，可以选择使用硅胶导尿管，它有助于降低尿路感染的风险。

（4）导尿管置管和维护过程中，建议由经过培训的专业人员参与置管和维护；维护时应严格执行无菌操作原则。

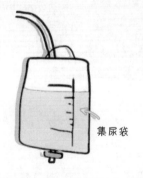

集尿袋

（5）每日沐浴时，可以用肥皂水清洗导尿管周围。引流袋内的液面应低于膀胱水平，但引流袋排尿端不应接触地面或尿液收集器；要减少更换导尿管和引流袋的次数，并且应该基于临床指征再行更换引流袋，但应注意定时清空引流袋内的尿液，防止尿液满溢、倒流等而引起的逆行性感染。

接受了妇科肿瘤手术，尤其是宫颈癌根治手术，术后就有一定的概率会发生尿潴留。妇科肿瘤患者要正确、理性地对待整个问题。手术后留置导尿管很重要，在留置期间，一定要听从医生和护士的指导，进行有效的尿路管理。一旦发生尿潴留，也不用过分紧张，可以在医生和护士的指导下，采取适当的方法进行干预。经过一段时间，膀胱功能会逐渐恢复。

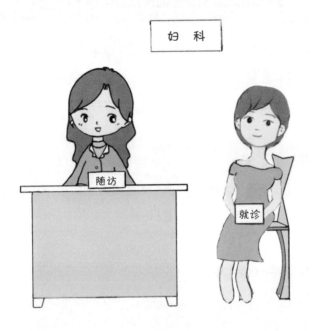

8

妇科肿瘤患者术后出院后，
复查随访莫忘记

肿瘤的转移可不仅仅会发生在手术后短期内，也可能会发生在化学治疗期间和化学治疗后。肿瘤，尤其是恶性肿瘤的复发率较高，再次发病时可能会转移到其他器官，如肺、肝脏和脑等血供丰富的器官。而且，恶性肿瘤还可能出现多器官的转移。不同于其他疾病经过诊治后，只要症状、体征消失，功能恢复，就可算是疾病治愈，肿瘤治疗结束后，并不意味着"万事大吉"，可以高枕无忧了。肿瘤患者还需进行长期的随访和复查。

肿瘤患者为什么要定期复查和随访

· 肿瘤的复发率高

肿瘤，尤其是恶性肿瘤，其复发率很高。早发现肿瘤复发的苗头，尽早处理，是预防肿瘤复发的最好办法。

· 了解身体的康复情况

对于肿瘤患者而言，大多数人都有很多问题需要咨询医生。这些问题可能涉及治疗，也可能和居家康复有关，甚至可能与心理状况有关。复查是一个和医生沟通的好机会，肿瘤患者可以把握这个机会，从医生处得到关于自身疑惑的答案。

而通过定期监测与肿瘤相关的指标，我们可以尽早将肿瘤复发"扼杀在摇篮里"，从而达到延长生命、提高生活质量的目标。

肿瘤复查和随访的时间点有哪些

上面我们讲了为什么要进行复查和随访。那么，复查和随访在什么时间进行？是不是复查得越勤越好？答案当然是否定的。妇科肿瘤术后，通常需要终身随访，其中，有几个关键的时间段需要牢记。

· 术后第 1 年

术后第 1 年，应每 3 个月复查 1 次．这是因为术后第 1 年患者的身体比较虚弱，容易出现相关并发症和病情的变化。

· 术后第 2 年至术后第 5 年

术后第 2 年起，至术后第 5 年，应每 4 ～ 6 个月复查 1 次。

· 术后第 5 年后

术后第 5 年后，只需每年复查 1 次即可。

需要注意的是，在日常生活中，如果身体有不适感，如突然阴道排血或排液、体重减轻、盆腔部位疼痛和体温升高等，均应立即前往医院就诊，以便及时与医生取得联系。不能完全依赖下次复查时间，以免耽误病情。

妇科肿瘤术后的复查项目有哪些

· 常规体格检查及病史询问

医生会通过三合诊的方式对直肠、阴道及腹部进行触诊。三合诊可帮助了解有无妇科炎症，或者明确有无子宫、双侧附件区及直肠等处的占位性病变，尤其是能帮助了解肿瘤的浸润范围。

· 血液检查

包括血常规、肿瘤标志物［如糖类抗原 125（carbohydrate antigen 125，CA125）、甲胎蛋白（alpha-fetoprotein，AFP）、人绒毛膜促性腺激素（human chorionic gonadotrophin，HCG）］等。具体的复查项目，需要根据妇科肿瘤的类型进行选择。定期复查血常规的目的是观察骨髓造血情况，观察白细胞、红细胞和血小板是否符合术后辅助治疗的要求。

· 影像学检查

主要包括超声、X 线、磁共振成像（magnetic resonance imaging，MRI）、正电子发射计算机体层显像（positron emission computed tomography;positron emission tomography and computed tomography，PET–CT）等；

· 基因检测

目前，随着靶向药物的广泛使用和遗传基因学的迅速发展，妇科肿瘤患者在手术后常需要进行基因检测。这一方面是为了了解患者对药物的敏感性，以便提供更精准的治疗方案；另一方面，对于一些有遗传倾向的妇科肿瘤，如卵巢癌，基因检测可检测患者直系亲属罹患该病的可能性，以便尽早做出相应处理。

综上所述，妇科肿瘤患者手术后的随访时间和随访项目因人而异，医生会根据患者的疾病特点及其个人情况来决定随访时间和复查项目，患者应遵照主诊医生的要求进行复查和随访。

参考文献

［1］安力彬，陆虹.妇产科护理学［M］.7版.北京：人民卫生出版社，2022：269-286.

［2］范江涛，刘淑娟，庞晓燕，等.子宫颈癌腹腔镜技术诊治指南（2023年版）［J］.中国实用妇科与产科杂志，2023，39（3）：296-302.

［3］范江涛，刘淑娟，孙丹，等.子宫内膜癌腹腔镜技术诊治指南（2023年版）［J］.中国实用妇科与产科杂志，2023，39（3）：303-309.

［4］范江涛，刘淑娟，张师前，等.卵巢癌腹腔镜技术诊治指南（2023年版）［J］.中国实用妇科与产科杂志，2023，39（2）：166-174.

［5］冯云，李学银，赵孟玲，等.达芬奇机器人手术系统在妇科疾病中的应用进展［J］.中国妇产科临床杂志，2020，21（2）：222-224.

［6］雷雅洁，高毅，王治洁，等.早期卵巢癌（ⅠC～ⅡA）患者腹主动脉旁淋巴结清扫术对预后影响的临床分析［J］.中国癌症杂志，2021，31（8）：740-745.

［7］李睿緦，王泽华.宫颈癌盆腔淋巴结清扫术并发症及其影响因素研究进展［J］.肿瘤基础与临床，2022，35（1）：84-93.

［8］吕永利，李沙沙，李霞，等.宫颈癌患者根治术后尿潴留预防及管理的最佳证据总结［J］.中华护理杂志，2019，54（7）：1097-1102.

［9］倪前会，周维艳.妇科恶性肿瘤患者围手术期静脉血栓栓塞症预防护理的研究进展［J］.中华现代护理杂志，2022，28（10）：1380-1384.

［10］山东省临床肿瘤学会妇科肿瘤专家委员会，中国医师协会微无创医学专业委员会妇科肿瘤学组.妇科肿瘤患者围手术期静脉血栓栓塞症预防的专家共识（2022年版）［J］.中华肿瘤防治

杂志，2022，29（10）：687-694.

［11］谢幸，孔北华，段涛.妇产科学［M］.9版.北京：人民卫生出版社，2018.

［12］于欣可.老年妇科恶性肿瘤手术患者术前合并症与术后并发症的观察及护理［J］.黑龙江中医药，2021，50（6）：432-433.

［13］张颐，庞晓燕，孔为民，等.根治性子宫切除术后尿潴留综合治疗的中国专家共识（2022年版）［J］.中国实用妇科与产科杂志，2022，38（11）：1111-1115.

第2部分

妇科肿瘤常用的全身
治疗方式：化学治疗

1

您了解化学治疗吗

　　大多数人听到化学治疗，第一反应基本上都是副作用大、人痛苦。事实上，它并没有患者想象的那么可怕。化学治疗目前仍然是对抗肿瘤最主要的方法之一，且经过多年的研究，除了药物疗效得到了提升，其副作用也在逐渐减少。

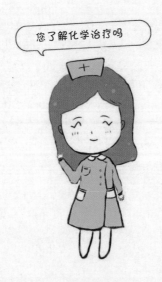

您了解化学治疗吗

什么是化学治疗

　　化学治疗是化学药物治疗的简称，也就是大家常说的"化疗"。它通过化学治疗药物杀灭肿瘤细胞，达到治疗目的。化学治疗是治疗肿瘤最有效的手段之一，和手术、放射治疗一起被称为"肿瘤的三大治疗手段"。不同于手术和放射治疗只对治疗部位的肿瘤有效，化学治疗是一种全身性治疗，其给药途径有：口服、静脉和体腔给药。无论采用哪种途径给药，化学治疗药物都会随着血液循环遍布全身的绝大部分器官和组织，从而能有效控制肿瘤生长或杀灭肿瘤细胞。

化学治疗的作用是什么

化学治疗的作用主要是：抑制肿瘤细胞成长、杀死肿瘤细胞、缓解肿瘤引起的不适症状甚至治愈肿瘤等。妇科肿瘤中大部分卵巢癌、滋养细胞肿瘤、部分子宫内膜癌和宫颈癌均需要化学治疗，其中滋养细胞肿瘤甚至可以通过单一化学治疗而达到治愈，可见化学治疗的地位举足轻重。

化学治疗的分类有哪些呢

由于化学治疗的作用不同，医学界根据其不同的目的，将其分为以下几类。

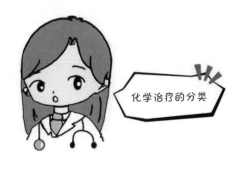

化学治疗的分类

· 根治性化学治疗

如白血病、恶性淋巴瘤、妇科绒毛膜癌等疾病，采用单独化学治疗或以化学治疗为主的治疗方案就可以达到治愈肿瘤的目的。根治性化学治疗必须由作用机制不同、毒性反应各异且单药使用有效的药物组成联合方案。

· 辅助化学治疗

肿瘤手术以后，根据肿瘤病理学检查结果和肿瘤分期，需要进行化学治疗以减少肿瘤复发，或者对肿瘤减灭术后可能残留的病灶进行治疗，包括肉眼可见病灶或镜下病灶，从而达到提高疗效、降低肿瘤复发率的目的。

· 新辅助化学治疗

不同于辅助化学治疗，新辅助化学治疗是指在手术前进行化学治疗，其目的是保留重要器官、提高局部控制率和手术完整切除率。例如，某患者初次就诊时发现宫颈肿瘤非常大，且已经扩散到邻近的阴道组织，如果贸然手术，可能会增加手术难度和出血概率，并且组织损伤大；如果这位患者在手术前进行新辅助化学治疗，则可以缩小肿瘤体积，为下一步手术治疗创造条件。

· 联合放射治疗与化学治疗

指在放射治疗同期或序贯给予化学治疗，主要目的是增加放射治疗的效果，改善局部控制率，甚至延长生存期。

· 肿瘤晚期、肿瘤转移的化学治疗

有些肿瘤晚期或已有肿瘤转移的患者可能已经无法进行手术，此时进行化学治疗也是一种选择，可以缓解症状，提高患者生活质量。

· 肿瘤复发的化学治疗

在初始手术、放射治疗和化学治疗等肿瘤治疗手段后，患者病情完全缓解一段时间，之后经临床、生化指标或影像学检查确定肿瘤复发时进行的化学治疗，它以治疗复发的疾病、控制症状或延长生存期和（或）提高生活质量为目标。

· 局部化学治疗

就是将化学治疗药物注射到身体某一部位，其目的在于使局部的药物浓度达到最高，从而直接杀伤肿瘤细胞。比较常见的是腹腔化学治疗。

如何正确认识化学治疗

化学治疗是一种常见的治疗肿瘤的方法，但总有一些谣言，让大家谈"化学

治疗"而色变。例如，有的患者认为化学治疗对生命有威胁，会导致患者死亡；或者化学治疗会导致倾家荡产。对于这两种不实言论，我们来一一甄别。

先明确，这两个言论都是错误的。

首先，医生在制订化学治疗方案时，会根据患者的个体情况，如患者的年龄、身高、体重、疾病分期、肿瘤的病理学分型和药物过敏史等，结合最新指南而做出专业化的治疗决策。化学治疗药物在杀灭肿瘤细胞的同时，的确会杀灭正常细胞。所以在化学治疗前后，需要进行严密的血象监测，一旦发现白细胞、红细胞、血小板等指标出现异常，医生会立即采取措施，给予相应药物来控制症状，从而避免不良后果的产生。化学治疗的管理是综合性管理，需要多学科团队共同协作，团队成员包括临床医生、药剂师、心理医生、护士等，大家一起来为患者的健康保驾护航。

其次，根据国家医疗保障局公布的2023年国家医保药品目录调整结果，该版国家医保药品目录内药品总数多达3 088种，肿瘤药物新增21种；所有肿瘤药物中，包括了卵巢癌的治疗药物氟唑帕利、帕米帕利，以及其他许多肿瘤的常用化学治疗药物。相信以后会有越来越多肿瘤化学治疗药物被纳入医保药品目录。国家充分考虑人民的需求，保障了广大人民群众的利益，造福于广大肿瘤患者。妇科肿瘤患者也要正确地看待化学治疗，与医疗团队配合，积极进行治疗。

②

化学治疗为啥一定要放置"特殊静脉导管"

　　患者在接受化学治疗前，医生谈话时会要求在患者体内放置一根"特殊的静脉导管"。这根导管称为"中心静脉导管"，其放置目的主要是避免由化学治疗药物刺激或外渗导致的静脉永久性损伤或皮下组织坏死。

·什么是中心静脉导管·

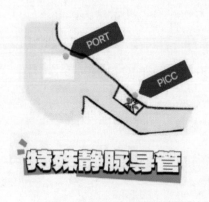

　　中心静脉导管属于血管内导管的一种，可长期放置于大静脉中。目前在化学治疗时经常使用的中心静脉导管有"经外周静脉穿刺的中心静脉导管"（peripherally inserted central venous catheter，PICC）和"完全植入式静脉输液港"（totally implantable venous access port；常简称为"输液港"或者"PORT"）。

·为什么要选择中心静脉导管进行化学治疗·

　　为什么化学治疗一定要置入中心静脉导管呢？普通的静脉钢针不可以进行化学治疗吗？这就牵涉到化学治疗的特殊性。

• 化学治疗并不是单次治疗，往往是指一个疗程的治疗

根据病情，1 个化学治疗疗程可能会包含 4 ～ 8 次的给药，此外也有周疗方案或 3 周方案等，此时就需要减少反复穿刺给患者带来的痛苦。根据病情不同，妇科肿瘤的化学治疗方案也是千差万别。但无论使用哪种方案，化学治疗静脉给药期间，建立一条方便、安全且有效的静脉治疗通道是必不可少的。

• 化学治疗药物本身对局部组织的强刺激性

化学治疗药物是一类比较特殊的药物，其毒性大、刺激强、对局部组织和血管造成的损伤大。根据药物对静脉的损伤程度，可将化学治疗药物分为发疱类和非发疱类。使用发疱类药物会对外周静脉（手背、足）带来很大刺激，轻者出现局部疼痛，若不慎发生该类药物外渗，甚至可以造成静脉炎与组织坏死。如穿刺点在关节处，还可能造成关节僵硬、活动受限等。因此，我国静脉输液治疗行业标准中，使用发疱类药物时，建议使用中心静脉导管来保护静脉，外周静脉导管是非常不推荐的。

• PICC 和 PORT 有何区别 •

PICC 是经外周静脉（贵要静脉或肱静脉，这两条血管均在上肢）置入中心静脉导管，导管最终到达上腔静脉（全身最大的两条血管之一，另一条是下腔静脉）。通俗讲就是由外周静脉穿刺并置入一根导管，让导管到达心脏附近大血管——上腔静脉。PICC 置入体内后，需每周前往专科护理门诊进行维护，以保证导管的通畅和可用。PORT 是最先进的中心静脉输液通路，通过一个小手术将输液港座及导管埋在患者皮下，建立血管通路，而导管不外露。PORT 的使用体验较好。维护间隔较 PICC 长，一般每 4 周维护 1 次即可，但费用较 PICC 高，且需在手术室或 DSA 室完成。有 PICC 置管史，不宜再次置管但仍需静脉应用化学治疗的患者也可选择 PORT。

　　放置中心静脉导管并不是为了增加患者的负担，而是为了更好地保护静脉这一"生命通路"。肿瘤化学治疗的过程会比较漫长，我们需要更多地考虑未来，因此放置中心静脉导管是极其必要的。

③

妇科肿瘤常用化学治疗药物知多少

随着基础研究和化学治疗理论的进步，化学治疗在循证医学的指导下不断向更为理性、更为缜密、更有针对性的方向发展，而学者对妇科恶性肿瘤精准治疗的探索也未停止。为了让患者理解所用的药物，在此我们简单介绍目前最常用的妇科肿瘤化学治疗药物。

妇科肿瘤常用什么类型的化学治疗方案

在临床上，对于妇科肿瘤常采用联合化学治疗的方案。因为不同的化学治疗药物的作用机制不同，且随时在优化。通俗地说，联合化学治疗方案比单独用药的效果更好。下面以妇科最常见的三大恶性肿瘤（宫颈癌、子宫内膜癌和卵巢癌）为例，我们来讲讲。

宫颈癌的常用化学治疗药物是什么

在宫颈癌的治疗方面，最常用的化学治疗药物包括：紫杉醇、顺铂、卡铂、吉西他滨和5-氟尿嘧啶等。另外，放射治疗和化学治疗的联合治疗也是一种很重要的治疗方式。对于晚期患者，同步放化疗能提升治愈率。具体来说，就是在放射治疗期间，每周给予顺铂进行化

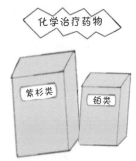

化学治疗药物

紫杉类　　铂类

学治疗，即在放射治疗前约 4 小时，将顺铂静脉注射进体内；或在放射治疗期间，每 4 周给予 1 次顺铂 +5-氟尿嘧啶。

子宫内膜癌的常用化学治疗药物是什么

对于子宫内膜癌患者，通常以周期性给药的方式进行治疗。周期性给药就是治疗一定的周期，然后进入休息期，休息期结束后再次给药进行治疗。这种治疗方式可以在每个循环周期中的一天或多天给予化学药物。用于治疗子宫内膜癌的药物包括：紫杉醇、卡铂、多柔比星、阿霉素脂质体、顺铂等。大多数情况下，会将两种或更多种药物组合以用于治疗。最常用的药物组合包括卡铂 / 紫杉醇和顺铂 / 阿霉素。

卵巢癌的常用化学治疗药物是什么

对于大多数卵巢癌患者来说，常采用"紫杉醇 + 铂类"的化学治疗方案，如紫杉醇 + 顺铂或紫杉醇 + 卡铂。紫杉类药物广泛应用于手术后的初始化学治疗、术前新辅助化学治疗、缓解期维持性化学治疗和复发后的挽救性化学治疗，其应用范围广泛，使用周期和使用次数要根据肿瘤病理学分型和分期来决定。

妇科肿瘤化学治疗是非常复杂的过程，具体使用何种化学治疗药物，以及用药剂量、频率等，均需根据患者病情严重程度、病理学分型和分期来多方综合考量。哪怕是同一种疾病的患者，各自可能的化学治疗药物使用剂量、次数、时间节点都可能不一致，专业医疗团队会进行综合分析来决定。

妇科肿瘤患者，是不是越早做化学治疗越好

每位妇科肿瘤患者的综合治疗方案都不尽相同，但大多数会面临化学治疗。化学治疗有着严格的使用指征、使用时间、用药间隔和给药途径。那么化学治疗的开始时间是如何确定的呢？

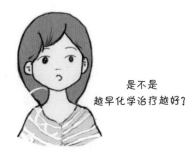

是不是
越早化学治疗越好？

化学治疗原则是什么

化学治疗原则上是为了杀灭肿瘤术后的微转移灶。但从这点来看，开始化学治疗的时间肯定是越早越好。但问题是，妇科肿瘤手术给患者带来的创伤不是几天就可以缓解的。因此，一般建议在术后3周再开始后续的化学治疗。开始化学治疗的时间过早，患者机体功能尚未恢复，常会无法承受治疗；若开始时间过晚，残存的肿瘤细胞有转移、扩散的风险。

早期和晚期发现妇科肿瘤的患者，各自开始化学治疗的时机也不一样，需咨询专业医生。早期妇科肿瘤患者一般手术后就可以进行化学治疗，而晚期肿瘤患者可能需要先进行新辅助化学治疗，待局部病灶缩小后才能进行手术。

什么时候可以开始化学治疗

术后什么时候可以开始化学治疗，哪些指标提示可以进行化学治疗？一般说

来，何时开始化学治疗最重要的是考虑以下三点。

· 患者身体状态许可

医生会通过一些专业评估来决定患者是否能够进行化学治疗。化学治疗是一种消耗性治疗，会引起众多不良反应。如果患者术后身体尚未恢复，尤其是体力尚未恢复，或者伤口愈合欠佳，均可能无法耐受化学治疗，或者造成伤口迁延不愈。

· 常见的重要检查大致正常

与化学治疗有关的常见重要检查有血常规、肝肾功能、电解质、血糖、心电图等。这些检查与化学治疗期间和治疗后可能产生的不良反应密切相关。严重的化学治疗反应会危及患者生命，因此在化学治疗开始前需要全面、及时评估患者的血象、心肺功能、肝肾功能等。

· 合并症需要控制好，使其不在急性发作期

如果患者本身患有其他疾病，如脑梗死、冠心病、感染、糖尿病等，需要将合并症控制好。若处于合并症急性发作期，不仅合并症本身存在风险，而且该风险会被化学治疗加重，因此不建议在合并症急性发作期进行化学治疗。

如以上三点能够达标，且患者有化学治疗指征（也就是术后化学治疗很可能使患者获益的情况下），可进行相关治疗。具体还是要以医生的评估为准。

为什么化学治疗周期通常是 21 天或 28 天

"化学治疗周期"这个名词经常出现在肿瘤科医生口中，一个化学治疗周期一般是 21 或 28 天，按正确的时间间隔进行化学治疗会给患者带来获益，并避免一些不良反应的发生。

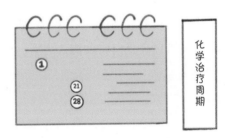

什么是化学治疗周期

化学治疗周期是根据药物半衰期及肿瘤倍增的时间等来制订的，从注射化学治疗药物的第 1 天算起，到第 21 天或第 28 天（即 3～4 周）是 1 个化学治疗周期。一个周期中，不是每天都会使用化学治疗药物，通常是第 1～2 周用药，第 3～4 周休息。

这样做的目的是让化学治疗药物可以充分地和肿瘤细胞进行结合、反应和促使组织修复，让身体通过短时间的休息调整，恢复或重建机体免疫功能，使得各脏器功能得到充分调理。通常情况下，医生会建议在这期间摄入一些提高免疫功能的药物或营养品。

化学治疗周期的设定依据是什么

目前，化学治疗周期多数设定在 21 天（3 周）。这是有科学依据的，主要是根据药物毒副作用的持续时间、人体恢复时间及肿瘤倍增时间而设定。通常情况下，第1周一般会用于化学治疗给药；第2周，药物的毒性反应会达到顶点，这也是最需要严密监测的时间段；第3周，人体开始对化学治疗的损伤进行修复。化学治疗药物在杀死肿瘤细胞的同时，也会攻击正常细胞。因此，治疗后常会发生由其所致的骨髓抑制。骨髓抑制通常发生在化学治疗后的1～3周，持续2～4周后逐渐恢复，它以白细胞下降为主，可有伴血小板的下降。所以在化学治疗后，需检测白细胞和血小板的数量，来判断是否发生了骨髓抑制。一旦发现骨髓抑制，为了能按时进行下一次治疗，临床上会为患者开具促白细胞生长的药物（也就是俗称的"升白针"），或开具促血小板生长的药物；医护团队也会叮嘱患者多进食高蛋白质食物，为下一周期的化学治疗做准备。

提前或推迟化学治疗，会影响疗效吗

"如果家里有事，提前或晚几天去做下一次的化学治疗，可以吗？"这是在化学治疗过程中，很多患者朋友都会问到的问题。甚至，有个别患者以"化学治疗对身体影响太大"为由，自行决定在家"调理"一两个月之后再去做下一次化学治疗。那么，这样随心所欲地治疗，真的可以吗？

可以提前或推迟化学治疗吗

提前或者推迟化学治疗都是不可取的。化学治疗周期是根据药物代谢情况、肿瘤倍增的时间、人体恢复时间等，结合大量临床试验和经验来确定的。所以，没有特殊原因，不建议轻易提前或推迟化学治疗。

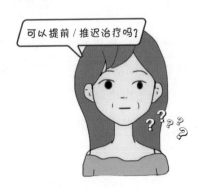

什么情况下可以提前进行化学治疗

那么，万一有特殊情况，可以提前进行化学治疗吗？

提前进行化学治疗相当于增加了化学治疗药物的剂量，因此药物的毒副作用也容易蓄积。如果患者的毒副作用比较轻且身体恢复比较快，则可以适当提前进行化学治疗。鉴于骨髓抑制毒性的高峰（也就是骨髓造血功能的低谷）通常出现在化学治疗后第 7～14 天，所以化学治疗不可提前超过 1 周。每位患者病情不同，具体可以提前多少天进行化学治疗，一定要与医生充分沟通后，由医生来评估和判断。患者切不可自行提前治疗。

哪些情况下可以推迟化学治疗

生活中，的确可能有多种原因会造成化学治疗的推迟，如白细胞没有恢复、出现感染等。但任何一种化学治疗药物，或者几种治疗药物的组合，在每一个疗程中只能消灭固定比例的肿瘤细胞。打个通俗的比方：假设化学治疗每次能够消灭 50% 的肿瘤细胞，尽管肿瘤负荷已经因为前一次的治疗而大大下降了，但下一次它还是只能消灭 50% 的肿瘤细胞。也就是说，其实肿瘤细胞是"一边被打，一边在长"，每一次化学治疗其实是在和时间赛跑，是在和顽固的肿瘤细胞赛跑。如果在中途无缘无故停下来休息，将会大大降低打赢这场仗的概率。因此，除非有极特殊的情况，否则都建议尽量坚持按照化学治疗周期进行治疗。

再次提醒患者，在化学治疗期间一定要坚持随访，确保下次治疗可如期进行。一旦出现可能影响下周期治疗的因素，无论是提前还是延迟，都要多和主治医生交流以确定治疗方案；要尽量按照原定方案进行治疗，避免因人为因素造成化学治疗提前或延后。

7

化学治疗常见的副作用，您了解多少

对抗肿瘤，化学治疗目前仍然是最主要的方案之一。它具有强大的杀灭肿瘤细胞的作用，但的确也会带来副作用。这是因为化学治疗药物在攻击肿瘤细胞的同时，也会攻击正常细胞。一旦化学治疗药物攻击某个器官，就会出现相应的副作用。

我们在影视作品里常常能看到肿瘤患者在进行化学治疗时头发都掉光了，人也日渐消瘦，看起来令人恐惧。这是艺术作品里出现的化学治疗副作用，仅是常见的副作用之一。除了脱发外，其实还有一些其他的副作用。

常见的化学治疗反应有哪些，该如何应对

· 胃肠道反应

恶心和呕吐是化学治疗最常见的胃肠道副作用之一，其机制也较复杂，目前并没有被明确阐明，可能是由药物引起，也可能是因精神因素导致。大多数情况下，化学治疗后的胃肠道反应出现在治疗结束后，但也会发生在治疗时，甚至治疗前尚未使用治疗药物的时候。因此，在化学治疗前，医生一般会给予患者止吐药物以控制不良症状。化学治疗结束后也需继续服用一段时间的药物。在治疗过程中，鼓励患者喝一些柠檬水、山楂水等缓解不

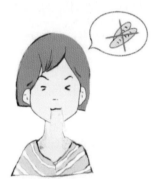

适；或者闻一闻水果香气，甚至闻生姜，都有一定的帮助。除了恶心、呕吐，有些化学治疗药物会引起腹泻或便秘。但是随着药物的代谢，上述症状会逐渐消失。如果症状严重，医生也会给予止泻药或缓泻剂来对症处理。

· 化学治疗引起的骨髓抑制

在化学治疗药物所诱发的不良反应中，骨髓抑制是发生率较高的一种不良反应。其主要体现为白细胞（中性粒细胞）减少、血小板减少和贫血等，严重者甚至可能引发病死率极高的感染。化学治疗引起骨髓抑制主要是由于治疗药物缺乏特异性，在杀死肿瘤细胞的同时也会杀伤正常细胞。所以，在整个疗程中，医生会定期监测化学治疗患者的血液指标。一旦发现异常，立即给予相应的药物，如升白细胞或升血小板药物等。患者也一定要注意血液指标的变化，一旦发现问题要积极配合医生进行治疗。除了定期监测外，进行化学治疗的患者在日常生活中也要记得勤洗手、保持个人卫生，前往人流密集地时要记得戴口罩；一旦出现了发热等症状，需要立即前往医院就诊。当然，由化学治疗引起的骨髓抑制多于停药后 2 ～ 3 周逐渐恢复，并非不可逆损伤。

· 化学治疗引起的皮肤或口腔问题

化学治疗引起的皮肤或口腔问题包括脱发、皮疹、口腔溃疡等。

化学治疗药物会造成毛囊损害，导致脱发，但并非"永久性"脱发。脱发一般发生在首剂治疗后 2 ～ 4 周。不过随着化学治疗结束，药物完全代谢后（停止治疗后 2 个月左右），头发会再次生长。

紫杉类、氟尿嘧啶、环磷酰胺、培美曲塞等可引起皮疹，多可在停药后消失。

另外，由于化学治疗药物会使消化道上皮细胞更新受到抑制，易出现黏膜炎。据报道，在标准化学治疗患者中，口腔黏膜炎发生率高达 40%。建议患者在发生口腔黏膜炎时，尽量避免食用刺激性食物，以清淡的流质、半流质饮食为主。还可局部使用西瓜霜、锡类散或地塞米松贴片等，都有一定效果。

· 周围神经病变

某些作用于微血管的药物会引起外周神经病变，表现为肢端麻木、感觉异常。患者可能会有指尖麻木、四肢发凉等。这种药物毒性是剂量依赖型的，通常在停药后即可恢复，患者不必过于紧张。

· 心脏毒性

某些化学治疗药物可能会有心脏毒性，诱发包括心肌病、心律失常、心包炎等疾病的发生。妇科常用的蒽环类药物是引发心脏毒性反应的常见化学治疗药物，其发生率与剂量积累有关。所以在使用该类药物时，一定需要严密监测患者的心功能状况。

· 肝肾功能损伤

部分化学治疗药物还可引起肝脏功能受损，造成药物性肝功能损害、药物性肝炎等。还有一些药物可能会引起肾脏毒性反应，包括肾功能损伤、血尿、蛋白尿等。因此，在化学治疗期间需要严密监测肝肾功能，以保证化学治疗药物正常代谢。

· 过敏反应

有些化学治疗药物，如紫杉醇、多烯紫杉醇（多西他赛）等，可能会引起过敏反应。过敏反应分为局部反应和全身反应两种。一般来说，局部过敏反应表现为局部出现的风团、荨麻疹或红斑。全身过敏反应则表现为颜面发红、全身荨麻疹，甚至低血压的相关表现。患者主诉全身瘙痒、胸闷、恶心、寒战等，需要立即停止输液并做相应处理。因此，在使用此类药物时，医生一定会在化学治疗前使用抗过敏药物，如地塞米松、异丙嗪等。化学治疗药物使用的最初 15～30 分钟，药液滴速要缓慢，微小剂量药物逐步进入体内，能避免短时间大剂量药物进入体内可能造成的严重过敏反应。同时，在滴注过程中，医护人员会经常巡视病房，了解用药反应等情况。

尽管化学治疗可能会导致一些不良事件的发生，但是在权衡利弊后，仍要积极进行治疗。以上化学治疗不良反应，重在预防，即使出现副作用，在积极对症处理后症状通常可有所改善。治疗的目标是化学治疗药物既能高效杀死肿瘤细胞，又能尽量降低其带来的伤害。

8

新辅助化学治疗，"新"在何处

近年来，"新辅助治疗"越来越受到医生的重视，尤其是新辅助化学治疗。那么，什么是新辅助化学治疗？为什么要进行新辅助化学治疗？新辅助化学治疗又"新"在哪里呢？

什么是"新辅助治疗"

"新辅助治疗"是指在主要治疗手段（如手术）之前做的一种治疗。根据不同的肿瘤类型，新辅助治疗手段可能是化学治疗、内分泌药物治疗、靶向药物治疗、免疫药物治疗或者是放射治疗。所以"新辅助化学治疗"，顾名思义，就是在主要治疗手段（如手术前）进行的化学治疗。

为什么要使用新辅助化学治疗，它"新"在哪里

简而言之，新辅助化学治疗的目的是使肿瘤体积缩小，以杀灭看不见的转移细胞、提高整体治疗效果。不同患者使用新辅助化学治疗的主要目的有所不同。但相比于术后进行的辅助化学治疗，新辅助化学治疗"新"在以下几个方面。

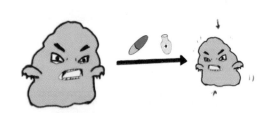

通过新辅助化学治疗，肿瘤体积明显变小

·让本来不能手术的患者能够进行手术

通过新辅助化学治疗，可以使肿瘤降期，使得原本不能手术的肿瘤转化为可手术的肿瘤。

·让本来需要进行全切除的患者得以保住器官

通过新辅助化学治疗，可以使肿瘤体积缩小，手术难度可能有所下降。例如，原本需要全切的乳腺癌可能转化为可以进行保乳的情况，提高了外科手术效果和患者的生活质量。

·了解患者的肿瘤对什么药物敏感

通过新辅助化学治疗，可以评估肿瘤对某些药物是否有响应，为手术后的进一步治疗提供依据。

但是，并不是所有的患者都适合新辅助化学治疗，只有局部晚期肿瘤的患者才是新辅助化学治疗的适用人群。对于早期患者，或者是晚期失去根治机会的患者，临床上是不建议采取新辅助化学治疗的。

所有妇科肿瘤患者都适用新辅助化学治疗吗

上一讲，我们已经简单了解了新辅助化学治疗。可以将其理解为向无法进行手术的患者提供了手术的可能性，提升了患者的生活质量及生存率。下面，我们要关心的问题就是是否所有妇科肿瘤患者都适用新辅助化学治疗。

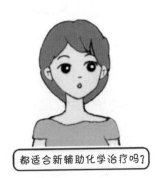

都适合新辅助化学治疗吗？

新辅助化学治疗适合哪些妇科肿瘤患者

首先告诉大家答案：并不是所有妇科肿瘤患者都适用新辅助化学治疗，它只适用于对化学治疗敏感的妇科肿瘤。

• 宫颈癌

随着目前宫颈癌患者的发病率趋于年轻化，某些年轻患者有强烈的生育需求，新辅助化学治疗可以帮助实现患者的愿望。宫颈癌是一种对化学治疗敏感的肿瘤，化学治疗能够缩小肿瘤体积、消灭微转移灶，从而保留患者的重要器官。新辅助化学治疗已经成为宫颈癌综合治疗中的一个重要组成部分。

• 卵巢癌

目前对新辅助化学治疗在卵巢癌中的应用的研究较多。该种治疗方法增加了

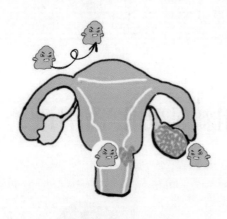

晚期卵巢癌患者行肿瘤细胞减灭手术的机会，一般适用于晚期卵巢癌患者。因该类患者手术成功率较低，需要在术前先行 3 ～ 6 次化学治疗，以提高手术的成功率、改善预后。当然，对于卵巢癌患者是否适合进行新辅助化学治疗，还需要通过一些专业评估，如病理学检查结果、肿块大小、转移程度等标准来综合决定，不能一概而论或草率进行。

· 其他妇科肿瘤

为了减少晚期外阴癌患者术后的并发症，提高患者术后的生活质量，目前也不乏新辅助化学治疗用于外阴癌的治疗。

新辅助化学治疗有它的适应证，而肿瘤的分期、类型，对患者能否采用新辅助化学治疗有重要的指导意义。任何治疗方法都有其适应证和局限性，要根据患者的具体情况，由专业团队进行分析、评估后再决定采取何种合适的治疗措施。

⑩

怎么进行新辅助化学治疗前的评估和
治疗后疗效判断

新辅助化学治疗前的评估和治疗后效果判断主要以一些客观指标、影像学证据作为依据。

新辅助化学治疗前的评估内容有哪些

新辅助化学治疗前评估不仅为能否进行治疗提供依据，也是新辅助化学治疗后疗效评估的重要参照。新辅助化学治疗前评估内容有如下几方面。

· 治疗前病灶定位、标记

治疗前要精确测量肿瘤所有原发灶最长径和腋窝淋巴结的短径。腹部超声和MRI 检查结果是评估新辅助治疗是否有效的基线。

· 完善身体功能评估

包括血常规、肝肾功能、心电图、胸部 CT 及肝脏超声、心脏超声等检查。必要时要进行全身骨扫描、PET/CT 检查。

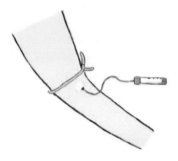

- **必须明确肿瘤的分子分型**

新辅助化学治疗前必须明确肿瘤的分子分型，此外，也要明确是否有腋窝淋巴结转移等其他重要情况。

所以，希望各位妇科肿瘤患者理解为什么要在新辅助化学治疗前进行如此多的辅助检查，这主要是为了了解病情、正确评估，从而帮助有效决策。

新辅助化学治疗的效果如何判断

新辅助化学治疗的效果主要依据患者的症状改善情况和用药后的影像学检查结果进行判断。手术前，新辅助化学治疗可能需要进行 4 ～ 8 个疗程，在治疗 2 ～ 4 个疗程之后需要复查以评估疗效。如果发现肿瘤缩小、分期下降，说明新辅助化学治疗有效，这能为后续的手术治疗以及保留重要器官提供机会。

如果经过医生的评估，妇科肿瘤患者能够进行术前的新辅助化学治疗，请各位患者一定要坚持遵从医嘱进行治疗，定期按时前往医院进行相关检查，以帮助了解治疗效果。

在化学治疗 / 新辅助化学治疗期间出现哪些状况，需要停止治疗

　　大多数妇科恶性肿瘤患者都会接受化学治疗或新辅助化学治疗。化学治疗药物在攻击肿瘤细胞的同时，也会攻击正常细胞，而它对正常组织器官的伤害，会给人体带来一些不良反应。

　　大多数的不良反应通过对症处理或者在化学治疗结束后就会缓解、消失。但是也有少数患者会出现一些严重的不良反应，甚至威胁到生命安全，而这是十分危险的。

出现哪些情况应停止化学治疗

·严重的消化道反应

　　化学治疗后，患者出现消化道反应最为常见，也最为突出，主要的表现是恶心、呕吐，这也是化学治疗的早期毒性反应之一。通常医生会采取相应的措施来减轻患者的不适感，但是也有个别患者的消化道反应十分剧烈，严重影响其进食，并且可能造成电解质紊乱。此

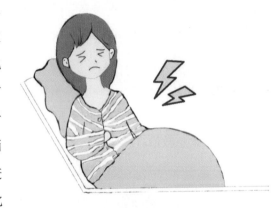

时应考虑停药。

• 骨髓抑制

每次化学治疗前，医护团队都会检查患者的血常规情况，若白细胞计数不足 $4.0 \times 10^9/L$、血小板低于 $80 \times 10^9/L$ 或伴有皮肤出血点和其他出血倾向，如牙龈出血、鼻出血、穿刺点不易止血等，应暂停化学治疗，先积极治疗骨髓抑制。

• 异常发热

引起肿瘤患者发热的原因有多种，通常不需要特殊处理，一般使用抗肿瘤药物来控制肿瘤患者的发热症状。但是当患者体温超过 38℃ 且用药没有效果时，应适当推迟化学治疗的时间。化学治疗期间，若患者体温超过 38.5℃，应暂停化学治疗或提前结束化学治疗，并对原发感染病灶进行治疗。

• 重要脏器的毒性反应

化学治疗药物对重要脏器，如心脏、肝脏、肺、肾脏等，会有一定的损伤。常引发的心脏问题包括心律失常、心包炎、心肌梗死等，患者会感到心慌、心悸、气促，常有心率加快；因化学治疗药物引起肺纤维化的患者会有呼吸困难、咳嗽、发热；化学治疗药物引起的肝脏损害包括药物性肝炎、低蛋白血症等；因化学治疗药物引起肾功能损害的，若是急性肾功能衰竭或膀胱炎患者，会有尿少、水肿、蛋白尿、血尿素氮或肌酐升高等表现。当有上述症状出现时，应先停止化学治疗、对症处理，否则会导致生命危险。

• 消化道穿孔

当出现消化道出血、穿孔时，应立即通知医生，停止化学治疗，并针对消化道穿孔进行紧急救治。

化学治疗的不良反应很难避免，只能通过一些措施进行预防，或者在出现症状后积极给予治疗，以尽快恢复化学治疗，减少影响。作为患者，需要正确认识和对待因不良反应而导致的停药，毕竟，只有在出现重症或极端情况时医生才会考虑停药；在化学治疗结束后要坚持随访，这样做可以及时发现问题并尽早处理，避免影响下一次化学治疗。

⑫

化学治疗／新辅助化学治疗期间，饮食、运动和外出要多加注意

在妇科肿瘤化学治疗／新辅助化学治疗期间，患者可能会出现食欲减退的情况，人也容易感到疲惫不堪。面对这种情况，正确做法是坚持营养支持，坚持适当运动，以消除疲劳感。以下是妇科肿瘤患者在化学治疗／新辅助化学治疗期间，饮食、运动及外出方面的注意事项。

──── 化学治疗／新辅助化学治疗期间饮食上需注意什么 ────

化学治疗／新辅助化学治疗期间，为了提供身体修复时所需的能量及提高免疫力，患者要比普通人群摄取更多的营养物质。但是，饮食的重点不是吃得多，而是着重在营养均衡。特别要注意的是，体重下降是营养不良的指标之一，体重降得越多，发生营养不良的机会越大，这也会影响治疗的疗效及患者的存活率。

·重"质"，不重"量"

每餐饮食中要有营养价值高（如含有鱼类、肉类、蛋类、奶和奶制品等的高蛋白质饮食）、热量高的食物。

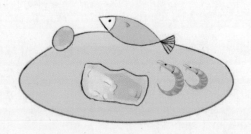

• 少量多餐

因化学治疗后，患者的食欲会受到抑制，这时与其逼迫自己进食，不如少量多次进食来替代正常的三餐。可以随时准备些小食，想吃的时候就吃。

• 食材多样化

选择多样食材，调味也要多变换。例如，肉类、鱼类、新鲜蔬菜、水果等，种类越多越好。但要避免一些辛辣、刺激或腌制的食品。对于过期食品或者隔夜食材，千万不要因节省而不忍丢弃。

• 清淡，不油腻

化学治疗后易出现恶心、呕吐等不良反应，如食物过分油腻，易引发更强烈的恶心、呕吐。所以化学治疗 / 新辅助化学治疗后，饮食以清淡为主，或者也可以烹煮一些合口味的饭菜。

• 其他增进食欲的措施

餐前多散步活动、改变用餐的氛围或环境（可以在公园野餐，或者与家人烛光晚餐）、邀请朋友或家人到家里聚餐，都有增进食欲的作用。如果因化学治疗药物副作用而造成进食困难时，当下不要太勉强患者，可以在身体感觉舒服或有食欲时，再正常进食。

化学治疗 / 新辅助化学治疗期间，外出和运动需要注意什么

化学治疗 / 新辅助化学治疗期间，人体处于消耗的过程，用药后还会出现疲劳、乏力、精神萎靡等状态。这时，只要患者体力尚可，还是要鼓励进行一些轻度的体育活动，以帮助身体恢复。

那么，在运动及外出时，患者需要注意什么呢？肿瘤患者在化学治疗 / 新辅

助化学治疗期间，可以根据身体状态，进行力所能及的运动。如外出散步、慢跑等，都比较适合在化学治疗/新辅助化学治疗期间进行。每天运动的时间不宜过长，以不引发劳累感为宜。同时，在休整期，鼓励患者做些力所能及的家务，如洗碗、扫地等活动量小的家务，劳动强度还是以不引发劳累为宜。不过，要特别注意的是，化学治疗之后的一周左右，不建议进行强度比较大的运动，因为此时机体仍在恢复中，应以休息为主。在外出时，要避免去人流量大、空气流通性差的场所，可以多在公园、绿地进行锻炼。

⑬

化学治疗 / 新辅助化学治疗期间，导管维护别忘记

不少长期接受化学治疗的妇科肿瘤患者对于中心静脉导管都不陌生。目前常见的可用来进行化学治疗的导管有经外周静脉穿刺的中心静脉导管（PICC）和完全植入式静脉输液港（PORT）。这两类导管根据病情需要，都可长期放置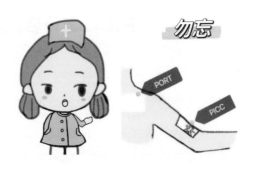在体内。患者在化学治疗结束后带着导管回家，这就涉及导管的居家维护。

为何需要通过中心静脉导管进行化学治疗或新辅助化学治疗

化学治疗药物是一类刺激性非常强的药物，其浓度高、渗透压高。如果使用外周小血管进行治疗，药物外渗的概率极高、风险极大。一旦外渗，药物会从小血管渗透到组织间隙，并破坏组织细胞，引发不可逆的损伤，表现为皮下组织的腐烂。

经外周静脉穿刺的中心静脉导管通过特殊穿刺技术，将导管置入到上腔静脉。而上腔静脉是全身最大的血管之一，血流速度快，可快速将药物带至全身，避免局部组织药物浓度过高，能保证用药安全性。中心静脉导管可长期留置在体

内，不同的导管，留置时间不一样。PICC 最长可留置 1 年，PORT 最长可留置 5 年，可以满足不同患者的长期治疗需求。

留置中心静脉导管后，为何需要进行导管维护

进行导管维护的主要原因是确保导管畅通，以保证药物的成功输送；保持皮肤的完整性；使导管固定牢固；预防穿刺点及导管相关感染。此外，定期对中心静脉导管进行维护，可以延长导管的使用寿命。

PICC 置管后，需要注意哪些事项

进行 PICC 置管后，注意事项主要包括以下方面。

（1）置管后做好穿刺部位防水，防止牵拉，避免提重物（不超过 5 千克）。

（2）置管侧肢体不可做剧烈运动，如打羽毛球、游泳，以及需要上举的动作。但是可以正常活动，一般家务劳动不受影响。置管 3 天内建议做屈肘运动，每天 100 次左右，分三次进行，用以预防静脉炎。

（3）注意局部情况，置管后要保持局部干燥、清洁，不要擅自撕下敷贴，若敷贴卷曲、松动、有汗液浸湿，要及时更换。应尽量避免盆浴或泡澡，以免敷贴受潮或进水等。

（4）使用绷带进行加压包扎时，若出现手臂麻木感，要及时告知护士。

（5）穿刺点出现渗血、渗液或者脓性分泌物，局部皮肤有红肿、疼痛，或者不明原因发热，体温在 38.5℃以上，伴置管侧肢体肿胀等情况，需要及时到医院处理。

（6）维护：至少每周维护 1 次，包括进行导管冲洗、更换敷贴，以及接头的维护。

（7）严禁在置管肢体测血压。

PORT 置入后，注意事项有哪些

（1）置入 PORT 24 小时内，减少穿刺侧肢体活动，24 小时后可以酌情增加活动，但要避免过度活动，避免撞击穿刺部位。

（2）置港后，可能会出现穿刺点周围局部皮肤的皮下青紫，通常 1～7 天会自行消失，不用过分紧张。

（3）插针期间不宜淋浴，以免发生感染；伤口痊愈后，可以洗澡。

（4）置港处皮肤观察，若有红、肿、热、痛，或者皮下感染或渗漏的表现，需立即返院就诊。

（5）维护：建议每 4 周进行 1 次输液港维护，必须在有专业资质的医院进行维护。

（6）严禁在置港手臂侧进行血压测量。

14

化学治疗／新辅助化学治疗期间，定期复查随访很必要

肿瘤化学治疗期间需要严密随访。随访可以帮助患者早期发现病情变化，及时治疗，还可对化学治疗过程中出现的异常情况进行及时处理。

化学治疗／新辅助化学治疗期间为什么要定期复查随访

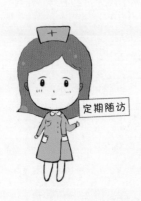

定期随访

定期复查随访的目的，第一是监测病情有无变化。即使进行了全身性治疗，肿瘤也有可能复发或转移，通过定期复查，可以及时发现病情的"风吹草动"，及早进行治疗，从而争取获得最大疗效。第二是在复查时，可以进行观察、评估，以及处理放射治疗、化学治疗的不良反应，以免影响患者的生活质量，或是给患者带来不必要的思想负担。另外，可以根据治疗期间的复查情况来安排治疗后的随访。

化学治疗／新辅助化学治疗期间，定期随访复查的项目有哪些

• **实验检查项目**

包括血常规、肝功能、肾功能等。主要是为了观察化学治疗药物毒性对血细

胞造成的影响及对肝肾功能的损害程度。另外，还可以通过抽血查肿瘤标志物，根据标志物的升降情况评估化学治疗的疗效是否显著。

• 影像学项目

主要是针对原发肿瘤进行治疗后的复查，包括最常见的超声检查、X 线片、CT 或者 MRI 检查。

• 特殊检查项目

宫颈癌同步放化疗的复查一般需要做盆腔检查、宫颈细胞学检查及 HPV 病毒检查等。

15

化学治疗／新辅助化学治疗结束后，仍需要复查随访

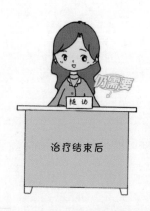

妇科肿瘤患者完成化学治疗／新辅助化学治疗后，仍要定期到医院复诊。这是十分重要、不容轻视的问题。随访的根本目的在于早期或更早地发现疾病复发，从而及时地进行治疗。另外，随访复查也便于对患者恢复过程中出现的异常情况进行及时处理。但要说明的是，随访本身并不能预防肿瘤的复发。

妇科常见三大肿瘤的随访内容有哪些

• 宫颈癌的随访

宫颈癌的随访时间是：出院后第 1 年，出院后 1 个月第 1 次随访，以后每 3 个月随访 1 次；第 2 年，每 3 ～ 6 个月随访 1 次；第 3 ～ 5 年，每半年随访 1 次；第 5 年以后，每年随访 1 次。随访内容包括：一般健康状况、妇科检查、全身浅表淋巴结检查、宫颈或阴道残端脱落细胞学／组织学检查、盆腔和腹腔超声／CT、胸片、血常规、血生化等。

• 卵巢癌的随访

卵巢癌的随访时间是：出院后第 1 年，出院后 1 个月第 1 次随访，以后每

1～2 个月随访 1 次；第 2 年，每 3 个月随访 1 次；第 3 年适当延长随访时间，但有异常症状或有腹腔积液或者盆腔或腹腔肿块时，随时就诊。随访内容包括：一般健康状况、妇科检查、全身浅表淋巴结检查、血清肿瘤标志物（CA125、CEA、AFP 等）、盆腔和腹腔超声 /CT、胸片、血常规、血生化等。

• 子宫内膜癌的随访

子宫内膜癌的随访时间是：出院后第 1 年，出院后 1 个月第 1 次随访，以后每 3 个月随访 1 次；第 2 年，每 3～6 个月随访 1 次；第 3～5 年，每 6 个月至 1 年随访 1 次。随访内容包括：盆腔检查、阴道细胞学检查、胸片（6 个月～1 年摄片 1 次）、血清 CA125 检查，并根据不同情况选择 CT、MRI 等。

每位患者病情不一，具体的随访时间、随访内容、随访频率还应听从主诊医生的意见。希望妇科肿瘤患者都能按时随访，做到对自己的病情"心中有数"。

参考文献

［1］安力彬，陆虹．妇产科护理学［M］.7 版.北京：人民卫生出版社，2022：264-265.

［2］胡雁、陆箴琦、吴蓓雯，等.实用肿瘤护理学［M］.3 版.上海：上海科学技术出版社，2023：55-59.

［3］李怀燕，李育玲，于静，等.中心静脉导管堵塞预防及处理的最佳证据总结［J］.中华护理杂志，2022，57（23）：2842-2850.

［4］卢淮武，温灏，邹冬玲，等.卵巢上皮性癌一线化学治疗中国专家共识［J］.实用妇产科杂志，2022，38（8）：582-588.

［5］路宝英，魏雪洋.紫杉醇脂质体联合顺铂新辅助化学治疗及放射治疗治疗宫颈癌患者的疗效和安全性分析［J］.中国妇幼保健，2022，37（22）：4175-4178.

［6］孙雪雨，赵倩，郭瑞霞，等.子宫颈高级别神经内分泌癌术后化学治疗周期的临床分析［J］.实用妇产科杂志，2022，38（7）：549-554.

［7］王春立，吴思婷，吴心怡，等.经外周置入中心静脉导管相关血流感染预防的最佳证据总结［J］.中华现代护理杂志，2022，28（31）：4324-4330.

［8］谢幸，孔北华，段涛.妇产科学［M］.9 版.北京：人民卫生出版社，2018.

［9］袁航，张师前，李小平，等.晚期上皮性卵巢癌新辅助化学治疗指征的快速指南（2021 年版）［J］.中国实用妇科与产科杂志，2021，37（4）：444-448.

［10］中国医师协会微无创医学专业委员会妇科肿瘤学组，山东省抗癌协会妇科肿瘤分会.复发性子宫内膜癌诊治的中国专家共识（2022 年版）［J］.中华肿瘤防治杂志，2022，29（21）：1517-1527.

［11］中华医学会妇科肿瘤学分会.《妇科恶性肿瘤紫杉类药物临床应用专家共识》解读［J］.中国医学前沿杂志（电子版），2019，11（9）：57-64.

第3部分

妇科肿瘤不可缺少的局
部治疗方式：放射治疗

1

放射治疗，您了解多少

肿瘤的治疗有三大手段：手术治疗、化学治疗和放射治疗。

放射治疗在肿瘤的治疗中占有极其重要的地位，既可作为肿瘤的根治手段，也可作为辅助治疗或姑息治疗手段。放射治疗具有其他治疗方法达不到的"既保存功能，又提高患者生存率"的作用，甚至可以达到治愈的效果。

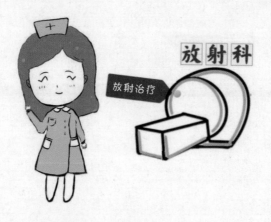

什么是放射治疗

放射治疗是利用射线治疗疾病的一种方式，也就是大家俗称的"照光"。放射治疗用到的放射线包括放射性核素产生的 α 射线、β 射线、γ 射线，各类 X 线治疗机或加速器产生的 X 线、电子线、质子束及其他离子束等。射线的产生方式主要有以下两类。

- **放射性核素**

放射性核素可以放出 α 射线、β 射线、γ 射线。

- **人工放射源装置**

人工放射源装置（各类 X 线治疗机或加速器）可以产生不同能量的 X 线、电子线、质子束、中子束等。

放射治疗的作用是什么

放射治疗的主要目的是利用射线产生的生物效应，杀灭、抑制肿瘤细胞，达到治疗目的，同时减少对正常组织的损伤。放射治疗对局部病变及病变周围亚临床病灶的控制具有优势，而控制局部肿瘤是减少远处转移的有效方法。

放射治疗在肿瘤手术的不同时期发挥着不同的作用。

- **术前放射治疗**

肿瘤手术前进行放射治疗可以缩小肿瘤体积，降低肿瘤的分期，从而帮助缩小手术切除范围、减少术中肿瘤附着于正常组织及播散到体内的可能、提高手术切除率，以及尽可能保存正常组织和器官的功能。

- **术中放射治疗**

对手术不能切除肿瘤或切除不彻底的患者，术中可应用适宜的大剂量放射治疗，以最大限度地减少正常组织的受照剂量，取得较好的疗效。术中放射治疗主要应用于胰腺癌、胃癌及乳腺癌的治疗，妇科肿瘤则应用较少。

- **术后放射治疗**

对手术切除不彻底、淋巴结有转移或淋巴引流区需进行预防性治疗的患者，采用术后放射治疗可显著提高局部肿瘤控制率，降低局部复发率，提高患者的生存率。

放射治疗有哪些分类

放射治疗分类方式多样。在此介绍以射线源的使用方式进行的分类。

· 远距离放射治疗

放射源位于体外，与身体有一定距离，对准人体某一部位进行集中照射，简称外照射。这是最常用的放射治疗方式。放射线必须透过皮肤和正常组织才能到达肿瘤，因此照射剂量受到皮肤和正常组织耐受量的限制。

· 近距离放射治疗

将放射源准确地密闭放置于体内肿瘤区域或人体的天然腔内，如舌、鼻、咽、食管、宫颈等，以便直接进行照射，简称内照射。优点是照射集中，而且只影响放射源周围有限的区域，是一种安全、有效的治疗方式，被广泛应用于宫颈癌的各期治疗。

②

哪些情况下，妇科肿瘤患者
适合做放射治疗

妇科肿瘤主要有宫颈癌、卵巢癌、子宫内膜癌、外阴癌等。宫颈癌是放射治疗效果最好的妇科肿瘤。对于其他类型的妇科肿瘤，放射治疗也能够使患者获益，但通常仅作为综合治疗的一部分。

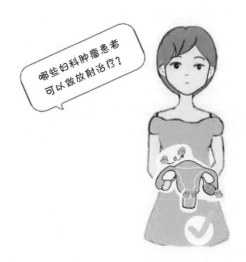

哪些妇科肿瘤患者可以做放射治疗？

宫颈癌适合放射治疗的情况有哪些

· 中高危因素的早期宫颈癌术后患者

具有中高危因素的早期宫颈癌术后患者，如切缘阳性、盆腔淋巴结阳性、有宫旁浸润等，适合做放射治疗。也就是说，虽然肿瘤分期属于早期，但是存在的中高危因素可能会导致疾病发展，所以建议在手术后再进行放射治疗，以免复发。

- **ⅠB3～ⅣA期宫颈癌患者**

肿瘤分期为ⅠB3～ⅣA期的宫颈癌患者进行根治性放射治疗，可同步联合或不联合化学治疗。

子宫内膜癌适合放射治疗的情况有哪些

- **术后放射治疗**

子宫内膜癌患者手术后进行放射治疗可以降低局部复发风险，从而使患者获益。手术后放射治疗可以是经阴道穹隆腔内治疗，也可以是外照射。外照射适用于肿瘤完全切除且淋巴结阳性患者（ⅢC期），也适用于早期具有高危因素的患者（分级差或不良组织类型、深度浸润、高龄）。

- **患者有转移所致的症状**

放射治疗对转移所致的症状（脑或骨转移的症状、盆腔疼痛或出血），也有很好的姑息治疗作用。

- **姑息性放射治疗**

仅适用于有手术禁忌证或无法行手术切除肿瘤的晚期患者。

卵巢癌适合放射治疗的情况有哪些

放射治疗并不是卵巢癌的首选治疗方法，对于局部有残留或者肿瘤复发的患者可考虑选用姑息性局部放射治疗。

外阴癌适合放射治疗的情况有哪些

皮肤鳞癌对放射治疗较敏感，但外阴皮肤对射线耐受性极差，易发生放射性皮肤反应，如肿胀、糜烂、剧痛，难以达到放射根治剂量。因此放射治疗常用于外阴癌术前或术后辅助治疗，或者转移淋巴结区域的照射。

以上为常见的妇科肿瘤适合进行放射治疗的情况介绍。放射治疗有严格指征，需要肿瘤科医生和放射治疗科医生共同为患者制订个体化、规范化的治疗方案。

③

放射治疗定位，应该注意什么

随着放射治疗技术的不断进步，对放射治疗摆位的精度要求也在不断提升。放射治疗摆位就是在放射治疗过程中，医生与患者的位置要保持一致，患者处于一个合适的放疗位置。而放射治疗摆位技术需要在治疗进行前先对肿瘤组织进行定位，以保障照射的精准性。所以，肿瘤组织定位准确对于放射治疗意义重大。

放射治疗定位技术有哪些

放射治疗定位技术有常规定位技术、CT 定位技术、特殊定位技术。妇科肿瘤一般采用 CT 定位技术，其准确性高。

进行放射治疗定位的注意事项有哪些

以下按妇科肿瘤通常采用的 CT 定位技术，介绍放射治疗定位的注意事项。

· 放射治疗定位前

为便于医生确定肿瘤的范围、更好地减少膀胱和小肠的放射损伤，患者在 CT 扫描前 1 小时饮水 800 ~ 1 000 ml，使膀胱适度充盈。需要注意，在后期治疗时需保证相同的饮水量。

• 放射治疗定位时

医生会对患者进行体位摆位，使CT影像采集时的体位与实际治疗的体位相符，最终将"十"字作为体表的原始定位标志点，标记在患者的皮肤上。该定位是肿瘤组织在身体表面的投影，所以每次放射治疗过程当中要保证该位置的相对固定，以减少放射治疗对周围正常组织的损伤。

• 放射治疗定位后

放射治疗定位对确保射线照射的精确性意义重大。在放射治疗定位后，需保持定位线清晰可见。重要的注意事项有以下几条。

（1）保持好放射治疗定位线。如果需要洗澡、擦身，一定要小心，不可将定位标记擦洗掉，以免影响放射治疗的精准性，从而影响其疗效。

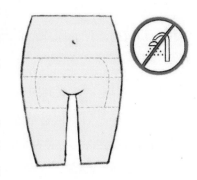

（2）保持好定位时的体重，其目的主要也是确保每次放射治疗的精准。如果体重增加过多或减少过多，定位标识在体表的位置都会受到影响。若在放射治疗定位后，患者体重出现较大变化，一定要及时告知医护人员，放射治疗科医生会再次进行评估。

④

妇科肿瘤患者，放射治疗周期怎么定

讲到放射治疗周期，需要先科普一下分次放射治疗的临床生物学原理，以便大家更好地理解。

分次放射治疗的原理，简单来说就是把总的剂量分成若干份，多次照射来进行治疗。

放射治疗期间，受到照射的肿瘤组织和正常组织会发生一系列的变化。国外有学者将这一系列变化总结为：细胞放射损伤的修复、细胞周期时相的再分布、乏氧细胞的再氧合，以及细胞的再生殖。这些变化决定了放射治疗的周期。

什么是放射损伤的修复

分次放射治疗可以保护正常组织，使正常组织得到修复。因为总时间足够长，正常组织能在照射间隔完成对一些致死性损伤的修复和再增殖；同时分次治疗还能加重肿瘤的损伤，因为肿瘤会在照射间隔完成再氧合和周期再分布，因而对射线更敏感。

简单概括，分次放射治疗引起的放射损伤修复就是"保护正常组织，加重肿瘤细胞损伤"。

什么是周期时相的再分布

首先要向大家介绍什么是细胞周期。细胞周期就是从一次细胞分裂结束起，经过物质积累过程，直到下一次细胞分裂结束为止的全过程，一般分为四个阶段。不同阶段的细胞，其放射敏感性有所不同。进行分次放射治疗时，肿瘤受到照射后，处于照射敏感时相的细胞死伤最大乃至死亡，使得残留的非敏感时相细胞在照射间期重新恢复增殖而又进入照射敏感时相，也就是周期时相的再分布。这会使得更多的细胞进入照射敏感时相，达到最大限度杀伤肿瘤细胞的目的。通俗讲，就是"分次杀死当前阶段对放射治疗最敏感的肿瘤细胞"。

什么是乏氧细胞的再氧合

有研究表明，小于1毫米的肿瘤是充分氧合的，超过这个大小会出现乏氧。乏氧细胞就是氧含量非常低的细胞，对辐射的敏感性极低。如果大剂量单次照射肿瘤，肿瘤内被杀死的大多数为氧合好的细胞，剩下的就是乏氧细胞。而剩下的乏氧细胞再达到氧合状态称为再氧合。分次放射治疗可以使肿瘤细胞不断进行氧合，进而在后续治疗中继续杀灭肿瘤细胞。

也就是说，乏氧细胞再氧合能让放射治疗"杀死肿瘤细胞，无论肿瘤细胞怎么伪装，都能一个不遗漏"。

什么是细胞的再生殖

细胞再生殖，顾名思义就是细胞的再生和繁殖。分次放射治疗时，每次照射剂量不可能达到充分破坏肿瘤细胞的目的。在此期间，肿瘤细胞的再生和繁殖是不可避免的。肿瘤细胞的再生殖一般始于放射治疗开始后的 2～3 周。因此，分次放射治疗时不能随意降低每次的照射剂量或者延长疗程间隔时间。

放射治疗周期要怎么确定

在了解了以上相关知识后，大家应该知道了分次放射治疗的重要性。

放射治疗周期是根据放射治疗总的剂量而设定的。妇科肿瘤患者通常采用常规分割的方案，它的单次照射剂量计算方式为照射总量 ÷ 照射天数。

常规分割放射治疗方案是以临床经验为基础而建立的，具体方案为：每天照射 1 次，单次照射剂量 1.8 ～ 2.0 Gy（Gy 即"戈瑞"，是吸收剂量的国际标准单位），每周照射 5 次。

以宫颈癌根治术后放射治疗为例，其放射治疗周期为：单次剂量 1.8 Gy，共照射 25 ～ 28 次；阴道残端阳性或者距切缘近（小于 0.5 cm）的患者，可采用高剂量率后装内照射对残端进行局部补量，多采用每周 2 次，偶有每周 3 次或每周 1 次。

最后提醒大家，宫颈癌的放射治疗应该在 8 周内完成，时间过长，会影响疗效。

5

放射治疗疗程期间，可以中断治疗吗

妇科恶性肿瘤的放射治疗是一个复杂且精细的过程，旨在利用聚焦的、高能量的放射线，破坏肿瘤细胞的遗传物质，使其失去再生能力从而杀死肿瘤细胞或减缓肿瘤细胞的增长。在规定时间内完成放射治疗很重要。但有时，患者会因为各种原因，需要暂时中断放射治疗。这种中断少则一两天，多则1周甚至1个月。这是否可行呢？放射治疗并不是一定不能中断的，但通常会建议患者尽量坚持按时治疗，避免中断治疗。

为什么放射治疗要尽量坚持按时治疗，避免中断

在临床实践中，短时间的中断放射治疗，即中断一两天，对放射治疗的效果影响不大，但并不意味着完全没有影响。对于放射治疗，治疗剂量是一个累加的过程，按时、按计划进行放射治疗是为了能累积足够的放射剂量来杀灭肿瘤细胞。如果中断时间过长，肿瘤细胞就会在"休息时间"内再次增殖，治疗效果就会大打折扣，肿瘤治疗的控制率就会降低。

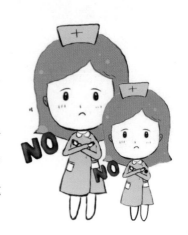

什么情况可以考虑中断放射治疗

引起放射治疗中断的原因很多，一般来说，放射治疗反应（也就是放射治疗后患者身体的不适）是引发中断治疗的首要原因。但是，大部分症状会在治疗结束后慢慢消失。通常，只有当放射治疗过程当中发生 3 级以上并发症时（有关放射治疗并发症，会在后续为大家讲解），才考虑暂时中断治疗，先对症治疗并发症，等有所改善后再继续放射治疗。但是，要提醒大家的是，进行放射治疗的，要尽量控制在 8 周内完成治疗方案，否则会影响疗效。

⑥

什么是同步放化疗

随着医学技术的不断发展，肿瘤治疗的手段也越来越多样。除了手术治疗、放射治疗、化学治疗，临床上我们还经常会听到"同步放化疗"。要想了解什么是同步放化疗，我们先要说一说放射治疗与化学治疗综合治疗。

什么是放射治疗与化学治疗综合治疗

放射治疗与化学治疗综合治疗，顾名思义，就是放射治疗联合化学治疗，也就是在放射治疗过程中施以化学治疗，其目的是增敏放射治疗。也就是说，化学治疗与放射治疗联合应用时，可以提高射线对肿瘤组织的杀伤效应，使治疗效果更好。

放射治疗与化学治疗综合治疗有哪几类

· 序贯治疗

即一种治疗的疗程完成后，再进行另一种治疗的疗程。具体形式可以是全程化学治疗→全程放射治疗，或者全程放射治疗→全程化学治疗。序贯疗法的优点是能避开两种治疗方法同时应用时的副作用叠加。但其治疗强度小，肿瘤杀灭效应低。

· 同步治疗

放射治疗的疗程和化学治疗的疗程同步进行，或者放射治疗疗程中每周进行一次化学治疗，都属于同步治疗，也就是我们常说的"同步放化疗"。同步疗法是比较常用的放射治疗与化学治疗综合治疗方法，它缩短了疗程，减少了肿瘤治疗过程中细胞增殖的可能性及肿瘤细胞亚群出现的概率。同步治疗对肿瘤的杀灭效应较强，但也增加了治疗对于正常组织的毒副作用。

· 交替治疗

将根治性放射治疗疗程分段，在每段治疗间穿插化学治疗。这种方法相比同步治疗，能降低治疗的毒副作用。

同步放化疗的主要药物有哪些

目前妇科肿瘤常用的放射治疗增敏剂主要为化学治疗药物，以顺铂为主。其临床应用时剂量相对单纯化学治疗小，主要起放射治疗增敏的作用。

同步放化疗的顺铂化学治疗方案是什么

同步放化疗的顺铂化学治疗方案主要有两种。

· 顺铂单药方案

即顺铂每周用 1 次，共用 5 ～ 6 次。

· 顺铂 + 氟尿嘧啶联合方案

具体方案为：第 1 天顺铂静脉滴注，第 1 ～ 4 天氟尿嘧啶连续静脉滴注。每 3 周进行 1 次，共进行 3 次。

临床上，医生会根据患者病情的不同，采用个性化的同步放化疗方案，具体还是要遵从主诊医生的治疗方案，遵医嘱进行治疗。

7

同步放化疗，我适用吗

既然同步放化疗获益多，是不是可以给所有患者都使用，以提高治疗效果呢？当然不是。并不是所有患者都适合同步放化疗。只有满足一定条件者，医生才会考虑给予同步放化疗。不同的妇科肿瘤，可进行同步放化疗的原则和选择依据并不相同。

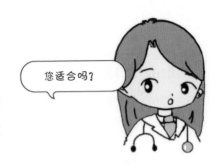

您适合吗？

宫颈癌同步放化疗的适应证有哪些

放射治疗是宫颈癌的主要治疗手段之一，已经有近百年的历史。约80%的宫颈癌患者需要接受放射治疗。对于宫颈癌患者，是否需要同步进行化学治疗，需要根据不同的分期，按照相应原则进行判断。

• 原位癌

当由于其他原因不能手术或者为多中心原位癌时，可单纯腔内放射治疗。一般 A 点的等效剂量需要达到 45 ~ 50 Gy。

• Ⅰ A 期

可单用腔内放射治疗，A 点等效剂量为 75 ~ 80 Gy，由于淋巴结转移少，可不用外照射。

· ⅠB 期、ⅡA 期

　　ⅠB1 期、ⅠB2 期、ⅡA1 期可选择行根治性放疗。ⅠB3 期和ⅡA2 期可根据患者身体情况和意愿及病灶特点决定是否进行同步放化疗。根治性手术后，病理学检查提示有高危因素的患者可进行同步放化疗。宫颈癌术后病理学检查高危因素包括：淋巴结转移、切缘阳性、宫旁组织阳性。如果没有以上危险因素，但有下列危险因素，需术后盆腔放射治疗，同时根据患者情况进行同步放化疗：原发肿瘤大、浸润宫颈深度超过 1/2、脉管瘤栓者。

· ⅡB ～Ⅳ期

　　选择根治性放射治疗，需内外照射联合进行，同时应用同步放化疗。患者行同步放化疗可提高生存率。同步放化疗是宫颈癌中晚期患者的主要治疗方式。

子宫内膜癌同步放化疗的适应证有哪些

· 子宫内膜癌放射治疗原则

　　由于根治性放射治疗对子宫内膜癌的疗效不及手术治疗，因此子宫内膜癌选择根治性放射治疗应比宫颈癌慎重，子宫内膜癌放射治疗只适用于伴有严重内科并发症、高龄、不适宜手术或无法手术切除肿瘤的晚期患者。子宫内膜癌术后放射治疗的目的是对可能的亚临床病灶区域进行预防性照射，以提高疗效；对有残留的病灶区域进行照射，减少复发。

· 子宫内膜癌放射治疗 / 同步放化疗的适应证

　　对不能手术或不适宜手术的子宫内膜癌，可进行单纯根治性放射治疗，晚期可配合同步放化疗。

　　综上所述，子宫内膜癌患者很少采用同步放化疗。常见进行同步放化疗的患者主要为肿瘤超出盆腔外的患者。

阴道癌同步放化疗的适应证有哪些

阴道癌一般不采用放射治疗。极晚期患者的同步放化疗采用单顺铂的方案进行姑息治疗。

外阴癌同步放化疗的适应证有哪些

外阴癌以手术治疗为主，辅以放射治疗和化学药物治疗。放射治疗一般是在外阴癌手术后进行的辅助治疗，主要用于以下患者。

（1）患者手术切缘距肿瘤边缘＜ 8 mm。

（2）肿瘤基底不净。

（3）血管、淋巴管受累。

（4）肿瘤浸润深度＞ 5 mm。

（5）术后病理腹股沟淋巴结阳性者。

外阴癌放射治疗通常在术后 2 周左右、手术切口愈合后开始。对于不能切除肿瘤或不能耐受手术的外阴癌患者，可进行根治性放射治疗和化学治疗联合治疗。

综上所述，外阴癌患者一般不采用放射治疗。同步放化疗多用于晚期或复发外阴癌的综合治疗，常用药物有铂类、博来霉素、氟尿嘧啶、阿霉素等。

同步放化疗的适用原则复杂，这也从侧面反映出任何治疗都需要先经过专业团队的专业评估。同步放化疗有其优点，但不是所有妇科肿瘤患者都适用，需要和主诊医生充分沟通，了解自己的病情，理解并听从医生的建议。

⑧
同步放化疗的治疗效果是否大于
单纯的放射治疗或化学治疗

同步放化疗对肿瘤的治疗效果是否大于单纯的放射治疗或化学治疗，在回答这个问题前，我们先要搞清楚以下问题。

·同步放化疗的目的是什么·

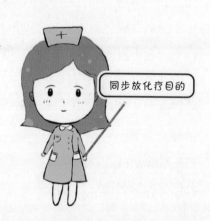

同步放化疗目的

· **杀灭局部肿瘤**

同步放化疗借助化学治疗药物的放射治疗增敏作用，增加对局部肿瘤的杀灭作用。

· **转移病灶杀灭**

同步放化疗时，化学治疗药物本身对远处的转移病灶起到杀灭作用。

· **无治疗延迟**

两种治疗形式同步进行，对局部病灶和远处的转移病灶均不存在治疗的延迟。

同步放化疗时，两种治疗相互作用的生物学机制是什么

·空间协同作用

放射治疗作用于局部或者区域病变，化学治疗的作用是预防远处病灶转移。同时使用时，放射治疗对血-脑屏障的影响也有助于化学治疗药物的透过。

·时相协同作用

两种治疗同时使用（也就是时相上协同），对病变能起到联合治疗的作用。

·杀伤互补

两者同时使用，作用于不同的细胞周期，对肿瘤杀伤作用可以互补。

·缩小肿瘤体积，增加肿瘤细胞再氧合

化学治疗诱导肿瘤组织体积缩小，并改善细胞的缺氧状态，从而增加其对放射治疗的敏感性。

·对 DNA 损伤和修复的影响

一些化学治疗药物能够抑制细胞对放射损伤的修复，从而提高了放射治疗的效果。

由此可见，同步放化疗的联合用药作用大于单纯的放射治疗或化学治疗。但正如前面所讲的，并不是所有妇科肿瘤患者都适合进行同步放化疗，大家对此要有正确认识。当然，医生也一定会根据患者的病情制订合适的治疗方案。

9

同步放化疗常见的不良反应有哪些

同步放化疗虽然增强了治疗效果，进一步提高了肿瘤治愈率，但也意味着更多的不良反应和（或）相关并发症。对患者来说，它犹如一把"双刃剑"。

同步放化疗有哪些近期不良反应

近期不良反应指的是发生在治疗中（主要指放射治疗）或治疗后 3 个月内的反应。放射治疗 / 同步放化疗的近期不良反应主要表现在消化系统、血液系统和泌尿系统。

近期并发症

· 消化系统

多表现为食欲不振、恶心、呕吐、腹泻等。下消化道反应多发生在放射治疗开始 2 周后，主要表现为里急后重、腹泻、大便疼痛、便血，同步放化疗引起的不适会比单纯放射治疗或单纯化学治疗严重。建议放射治疗 / 同步放化疗的患者多进食高蛋白质、多维生素且易消化的食物，如鱼、虾、牛肉、鸡蛋、蔬菜、水果。如出现腹泻，应及时与医生进行沟通并处理。益生菌（如双歧杆菌三联活菌散）、蒙脱石散等药物可对症治疗。严重者需暂停同步放化疗。

· 血液系统

血液系统不良反应为白细胞减少、血小板减少等，是最常见的不良反应。因放射治疗和化学治疗同步进行，全身反应可能较重。一般单纯行放射治疗患者的血液系统反应，给予对症处理后，可继续治疗；但行同步放化疗的患者，如果出现严重血液系统反应，需同时暂停放射治疗和化学治疗。

· 泌尿系统

泌尿系统不良反应多数发生在术后患者，主要表现为尿频、尿急、尿痛等。少数患者可能有血尿。出现症状后，医生将给予对症的抗炎、止血等治疗。严重的患者将暂停进行同步放化疗。

· 皮肤

皮肤对射线敏感，早期发生的反应为急性放射性皮炎，主要表现为红斑、干性脱皮、色素沉着、表皮脱落及局部烧灼感或刺痒感。对于皮肤反应，患者需要做好自我皮肤护理。

（1）使用温水清洗治疗区域的皮肤，用柔软的毛巾擦拭，不宜使用含香料、有颜色或刺激性强的肥皂。

（2）避免摩擦、抓挠治疗区域皮肤。

（3）穿宽松的全棉、真丝类服装，减少对皮肤的刺激。

（4）照射区域的皮肤要避免阳光直射，做好防护。

（5）避免对照射区域的皮肤进行冷敷或热敷。

（6）避免在照射区域皮肤上使用化妆品，或者粘贴胶带或用绷带等。

对发生近期不良反应的患者，医生会给予积极处理。患者要保证充足营养（包括蛋白质、糖及维生素等的摄入）、水分及休息，通常都能够最大限度地保持身体处于良好状态，并按计划完成放射治疗/同步放化疗。

同步放化疗有哪些远期不良反应

远期不良反应指同步放化疗结束治疗 3 个月后发生的反应。如果患者合并糖尿病、高血压或有盆腔疾病手术史，则远期不良反应的发生率会增加。

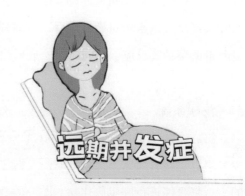

· 放射性直肠炎、乙状结肠炎

常发生在放射治疗后半年至 1 年左右，主要表现为腹泻、里急后重、便血，有时有便秘。严重者可导致直肠-阴道瘘（也就是在直肠和阴道之间形成了通道，会导致大便由阴道排出）。处理原则是对症治疗，若出现直肠狭窄、梗阻、瘘管、穿孔，则需进行手术治疗。

· 放射性膀胱炎

多发生在放射治疗后 1 年左右，主要表现为尿频、尿急、尿痛、血尿，严重的患者可发生膀胱-阴道瘘。治疗以保守治疗为主，主要是抗炎、止血，并可进行药物膀胱冲洗，严重的患者需手术治疗。

· 放射性小肠炎

表现为稀便、大便次数增多、腹痛，严重的可出现小肠穿孔、梗阻，需手术治疗。

· 盆腔纤维化

大剂量全盆腔照射后可能引起盆腔纤维化，严重者发生输尿管阻塞及淋巴管阻塞，导致肾积水、下肢水肿。可使用活血化瘀的中药进行对症治疗，发生输尿管狭窄、梗阻的患者需手术治疗。

· 阴道狭窄

建议同步放化疗后的妇科肿瘤患者定期检查阴道情况，可行阴道冲洗半年至两年以上，每周至少冲洗 1～2 次，必要时可佩戴阴道模具。性生活开始的时间一般在同步放化疗结束后的 3 个月，当然，若身体情况允许，与主诊医生沟通后，可适当提前。

· 皮肤反应

放射治疗处的皮肤在远期可能发生毛细血管扩张、皮肤纤维化、皮脂腺萎缩、毛囊缺失、异常色素沉着甚至皮肤溃烂，可至皮肤科就诊进行治疗。

任何治疗都会有两面性，要看当前的"主要矛盾"。当肿瘤威胁到生命时，肯定最先解决肿瘤；对于后续可能会出现的不良反应，通过积极管理，可以缓解和治愈。并发症并非属于医疗不当，而是治疗的副作用，对此患者要正确认识。当患者在同步放化疗期间出现不良反应或并发症时，一定要及时告知医生。医生将给予对症处理，为患者的健康保驾护航。

温馨提示

由于妇科肿瘤放射治疗的特殊性，患者应自治疗的第 4 周开始，坚持阴道冲洗，每日 1 次或隔日 1 次。如果没有条件，可行阴道坐浴，以促进上皮愈合、减少感染风险。

⑩

出现哪些情况，同步放化疗需同时停止

放射治疗和化学治疗同步进行是单纯放射治疗和单纯化学治疗的叠加，必将增加并发症发生的风险。出现任何并发症后，均需要采取措施对症处理，当然严重的患者也可能需要停止治疗。并发症严重程度有国际分级标准，下面介绍不同分级的并发症的临床表现及处理原则。

妇科肿瘤放射治疗 / 同步放化疗并发症常见分级是什么

· 皮肤

表 3-1 是放射治疗 / 同步放化疗引起的皮肤并发症分级及其对应的表现。

表 3-1 · 放射治疗 / 同步放化疗的皮肤并发症的分级

分 级	表 现
0 级	无变化
1 级	点或片状红斑、脱毛、干性蜕皮、出汗减少
2 级	明显红斑、斑状湿性蜕皮、水肿
3 级	融合性湿性脱皮、凹陷性水肿
4 级	溃疡或出血、坏死

· 下消化道

表 3-2 是放射治疗 / 同步放化疗引起下消化道并发症的分级及其对应的表现。

表 3-2 · 放射治疗 / 同步放化疗引起下消化道并发症的分级

分 级	表 现
0 级	无变化
1 级	大便次数增加、大便习惯改变、直肠不适
2 级	少量黏液排出、腹痛但不需要用药
3 级	腹泻（需要行肠外营养）、出血（需垫卫生巾）、腹胀（X 线平片显示扩张的肠环）
4 级	肠梗阻、需胃肠减压或肠道改道的腹痛或里急后重

· 血液系统

表 3-3 ～ 表 3-6 为放射治疗 / 同步放化疗引起血液系统并发症（白细胞总数、中性粒细胞计数、血小板、血红蛋白的异常）的分级及其对应的检验结果。

表 3-3 · 放射治疗 / 同步放化疗引起白细胞总数异常的分级

分 级	检验结果（ $\times 10^9/L$ ）
0 级	≥ 4.5
1 级	3.0 ～ 4.4
2 级	2.0 ～ 2.9
3 级	1.0 ～ 1.9
4 级	< 1.0

表 3-4 · 放射治疗 / 同步放化疗引起中性粒细胞计数异常的分级

分　级	检验结果（×10⁹/L），或表现
0 级	$\geqslant 1.9$
1 级	$1.5 \sim 1.8$
2 级	$1.0 \sim 1.4$
3 级	$0.5 \sim 0.9$
4 级	< 0.5，或有败血症

表 3-5 · 放射治疗 / 同步放化疗引起血小板计数异常的分级

分　级	检验结果（×10⁹/L），或表现
0 级	> 130
1 级	$90 \sim 130$
2 级	$50 \sim 89$
3 级	$25 \sim 49$
4 级	< 25，或自发出血

表 3-6 · 放射治疗 / 同步放化疗引起血红蛋白异常的分级

分　级	检验结果（g/L），或表现
0 级	> 11
1 级	$9.5 \sim 11$
2 级	< 9.5
3 级	需成分输血

同步放化疗并发症的分级处理原则是什么

1～2级并发症，给予积极的对症处理；3级以上并发症，首先考虑化学治疗减量（一般减量25%），必要时停化学治疗，甚至放射治疗和化学治疗均停止，同时积极对症处理。

在治疗期间，医生会根据需要定期复查各项指标，当出现并发症时，会给予对症处理。出现上述3级以上并发症时，将根据实际情况对治疗进行调整。

11

放射治疗/同步放化疗，定期随访很重要

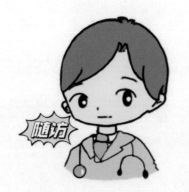

　　放射治疗/同步放化疗期间，治疗会对机体造成一定程度的损伤。因此在治疗期间，一定要定期进行随访。前面我们已经讲解了放射治疗/同步放化疗的近、远期反应，接下来将结合不良反应，对治疗的随访进行简单总结。

　　放射治疗/同步放化疗的不良反应主要集中在血液系统、消化系统和泌尿系统。射线照射可引起两类损伤：急性损伤和慢性损伤，也就是近期不良反应和远期不良反应。为及时发现放射治疗/同步放化疗期间的不良反应，无论是在治疗期间还是治疗后，都应定期随访。

放射治疗/同步放化疗期间，为什么要进行随访

　　放射治疗/同步放化疗会带来不良反应，其中近期不良反应主要表现在消化系统、血液系统和泌尿系统。除了了解疗效，治疗期间的随访还能帮助及时发现近期不良反应是否发生及其程度。

· 放射治疗/同步放化疗期间的随访内容

　　放射治疗/同步放化疗期间的随访内容主要包括以下方面。

（1）每周查白细胞 1 次。

（2）治疗期间应做全面查体，并进行血、尿常规检查，其他检查根据需要进行。

（3）发现并发症时，及时向医生反馈，医生会给予对症处理，从而避免影响治疗。

放射治疗 / 同步放化疗结束后，为何还要随访

首先，我们要知道放射治疗结束的时机。按计划完成放射治疗后，如局部肿瘤消失、质地变软、弹性好转，则可认为治疗结果满意，可以结束放射治疗。

放射治疗 / 同步放化疗结束后也需要定期门诊随访，其目的是了解肿瘤控制情况，以及有无远期放射治疗不良反应。

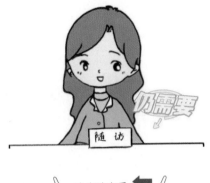

放射治疗 / 同步放化疗结束后的随访时间点

（1）治疗后 1 ～ 2 个月进行第一次随访检查；并决定是否需要补充治疗。

（2）第一次随访后，根据检查情况，治疗后 2 年内每 3 ～ 6 个月随访 1 次。

（3）治疗后 2 年以上的患者，每 6 个月至 1 年随访 1 次。

（4）治疗后 5 年后的患者，每年随访 1 次。

当然，这里要注意的是，如有患者在平时发现了可疑情况或特殊情况，可提前至医院随访，千万不可拖延。

放射治疗 / 同步放化疗结束后的随访内容

一般在放射治疗结束及之后的随访中，均应做全面查体，并进行血、尿常规和胸部影像学检查（X 线平片等），其他的检查则根据需要进行。

参考文献

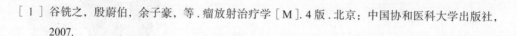

［1］谷铣之，殷蔚伯，余子豪，等.瘤放射治疗学［M］.4版.北京：中国协和医科大学出版社，
　　　2007.

［2］胡雁，陆箴琦，吴蓓雯，等.实用肿瘤护理［M］.3版.上海：上海科学技术出版社，2023.

［3］李进，秦叔逵，马军，等.肿瘤内科诊治策略［M］.上海：上海科学技术出版社，2017.

［4］孙新臣，孙向东，戴圣斌，等.瘤放射治疗临床质量保证规范［M］.南京：东南大学出版社，
　　　2018.

［5］孙新臣，孙向东，马建新.肿瘤放射治疗技术学［M］.南京：东南大学出版社，2015.

［6］王焜煜，王元景，孔为民.2020年美国放射肿瘤学会宫颈癌放射治疗指南解读［J］.中国临床
　　　医生杂志，2021，49（4）：403-407.

［7］王秀明.子宫恶性肿瘤的基础和临床对策［M］.南京：东南大学出版社：2019.

［8］谢幸，孔北华，段涛，等.妇产科学［M］.9版.北京：人民卫生出版社，2019：229-322.

［9］徐向英，曲雅勤.肿瘤放射治疗学［M］.3版.北京：人民卫生出版社，2017.

［10］殷蔚伯，李晔熊，王绿化，等.肿瘤放射治疗手册［M］.北京：中国协和医科大学出版社，
　　　2010.

第4部分

妇科恶性肿瘤的精准治疗
方式：分子靶向治疗

① 肿瘤分子靶向治疗知多少

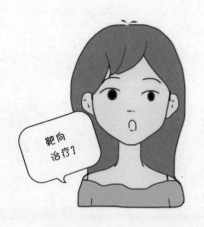

靶向治疗?

分子靶向治疗目前是肿瘤治疗领域中非常重要的一环，也是肿瘤综合治疗的一部分。

自 20 世纪 40 年代，细胞毒性药物被应用于肿瘤治疗后，淋巴瘤、乳腺癌、肺癌等恶性肿瘤的疗效得到了明显改善。但是细胞毒性药物的选择性差，在杀伤肿瘤细胞的同时，正常细胞也会被杀伤，因此其临床使用受到限制。这使得细胞毒性药物的发展几乎停滞。

到了 20 世纪后期，随着科学的发展，人们对肿瘤进行了深入研究，发现肿瘤进展与肿瘤细胞的某些分子学改变密切相关，包括癌基因、抑癌基因突变及染色质修饰等。肿瘤的分子靶向治疗就是以此为基础的。它已经成为肿瘤内科治疗的另一种有效手段，在肿瘤综合治疗中地位也在逐步提高。

· 什么是分子靶向治疗 ·

分子靶向治疗是指以肿瘤组织或细胞所具有的特异性（或相对特异性）分子为靶点，利用分子靶向药物特异性阻断该靶点的生物学功能，选择性从分子水平来逆转肿瘤细胞的恶性生物学行为，达到抑制肿瘤细胞生长甚至清除肿瘤目的的治疗方法。分子靶向治疗可以使治疗效果尽可能局限在特定的肿瘤细胞、组织或器官内，而尽量不影响正常细胞、组织或器官的结构和功能，从而达到既高效治疗又减轻副作用的目的。

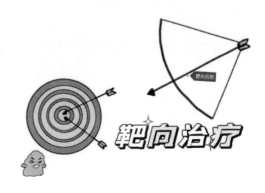

我们可以把人体想象成一个箭靶，而肿瘤细胞是箭靶的中心，分子靶向药物就是那支箭，通过"一箭"射中"靶心"，来杀伤肿瘤细胞。

分子靶向治疗的作用原理是什么

分子靶向治疗的主要是以肿瘤组织或细胞所具有的特异性结构分子作为靶点，利用某些能与这些靶点进行特异性结合的抗体等药物，来特异性地杀伤肿瘤细胞。相对于手术、放射治疗、化学治疗这三大传统的肿瘤治疗手段而言，分子靶向治疗具有更强的针对性。

为什么分子靶向治疗受到人们的重视

分子靶向治疗日益受到人们的重视，与其特点有密不可分的关系。分子靶向治疗的特点包括三方面。

· **治疗性质**

分子靶向治疗属于病理生理学方面的治疗。靶向药物主要纠正的是肿瘤的病理学过程。

· **非细胞毒性**

分子靶向药物具有非细胞毒性和靶向性的特点，对肿瘤细胞主要起调节作用和稳定作用。

· 靶向性

分子靶向药物的应用中，肿瘤的分子标志物尤为关键。某一特定基因或蛋白质会在不同的肿瘤组织中表达，或者同一种肿瘤也可能有不同的基因或蛋白质表达，因此分子靶向治疗也体现了"同病异治，异病同治"的治疗理念。换句话说，若有相同的基因或蛋白质表达，即使是不同的肿瘤，也可以用同一种分子靶向药物进行治疗；而对同一种肿瘤，若其不具有相同的基因或蛋白质表达，则使用相同靶向药物，也可能发生对 A 患者有效（药物特异性基因或蛋白质表达）而对 B 患者无效（药物特异性基因或蛋白质不表达）的情况。

分子靶向治疗药物的分类有哪些

按药物性质，分子靶向治疗药物可分为大分子单克隆抗体类药物（如曲妥珠单抗）和小分子化合物（如吉非替尼）。按作用靶点，分子靶向治疗药物可以分为表皮生长因子受体类靶向药物、抗肿瘤血管生成类靶向药物、多靶点酪氨酸激酶抑制剂类靶向药物等。

靶向治疗在当今肿瘤治疗领域发挥着重要作用。但因其作用原理的特殊性，患者应听从专业人士的指导，理解应用后的效果差异，并正确使用靶向药物，不可自行购买药物进行治疗。

② 妇科肿瘤都可以用分子靶向治疗吗

既然分子靶向药物治疗有更好的针对性，那么是不是所有妇科肿瘤都可以使用分子靶向治疗呢？

分子靶向药物的使用前提是什么

分子靶向药物以"靶点"为标记。由于每个患者的突变可能不一样，所以同一种药物不一定对同种肿瘤的每一位患者都有好的治疗效果。为了达到最好的治疗效果，患者需要做分子靶向治疗前的基因测试，然后才能决定是否应用分子靶向治疗。

有哪些妇科常见肿瘤可应用分子靶向治疗

· 宫颈癌

目前贝伐珠单抗是复发性或转移性宫颈癌的一线联合用药。帕唑帕尼、西地尼布均在复发转移性宫颈癌治疗中有一定的效果。可见，宫颈癌是可以进行分子靶向治疗的。

· 子宫内膜癌

目前子宫内膜癌最为成功的分子靶向治疗方案之一是免疫治疗。经过临床试验证明，帕博利珠单抗治疗错配修复缺陷［即 MMR-D（mismatch repair deficiency）；错配修复是遗传物质（DNA）重要的修复机制］型子宫内膜癌，可有效降低复发率。显然，子宫内膜癌也有适用的靶向治疗方案。

• 卵巢癌

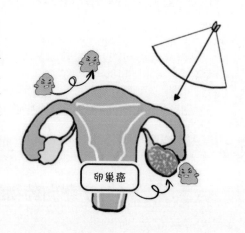

卵巢癌是最致命的妇科肿瘤之一，因其复发率高且易出现耐药性，使其治愈率低。复发的卵巢癌按照末次含铂化学治疗到复发的时间长短，可分为铂耐药和铂敏感两种。铂耐药指复发时间为自首次含铂类化学治疗或者疗程完成 6 个月以内。铂敏感是指复发时间在含铂化学治疗后 6 个月或更久。

卵巢癌

攻克铂耐药是治疗卵巢癌的关键，同时延缓铂敏感方能提高卵巢癌患者的生活质量。接着介绍目前临床应用较多的卵巢癌分子靶向治疗。

> 抗肿瘤血管生成的靶向治疗

在卵巢癌治疗中，抗肿瘤血管生成既是研究最广泛的靶点，也是最成功的。血管生成的过程是卵巢正常生理功能的重要组成部分，但同时，它也在卵巢癌发病机制中起着重要的作用。血管生成能够为组织（包括正常组织和肿瘤组织）提供营养物质等。在正常组织中，血管生成的过程促进新生血管的规律生成和生长。但在肿瘤微环境中，血管生成的过程是无规律的，从而导致血管扩张、扭曲、破裂甚至功能丧失。这种非正常的血管生成过程，导致正常的内皮细胞无规律地生长和繁殖。抗肿瘤血管生成的分子靶向治疗就是以卵巢癌的血管生成为靶点，阻止异常的血管生成，进而有效预防卵巢癌的复发及转移。

目前在卵巢癌中，研究最广泛的抗肿瘤血管生成类靶向药物是单克隆抗体如贝伐珠单抗。已经有诸多临床试验证实，单药贝伐珠单抗在卵巢癌的治疗中有效。此外，还有许多药物的临床试验也取得了一定的进展。

> 以 DNA 修复为靶点的靶向治疗

随着卵巢癌的分子特征被不断解析，其治疗逐渐转向个体化的精准治疗。以多聚腺苷二磷酸核糖聚合酶抑制剂为代表的分子靶向药物被用于卵巢癌的治疗，它能抑制肿瘤细胞 DNA 损伤的修复（DNA 修复靶点），从而改善卵巢癌患者的预后。目前常用的此类药物有奥拉帕利、尼拉帕利和卢卡帕利等。并且，科研人员仍在继续进行对此类分子靶向药物的研究。

> 表皮生长因子受体通路的靶向治疗

与肿瘤相关的表皮生长因子受体通路包括 RAS/RAF 通路、PI3K/AKT 通路等，以上均为卵巢癌分子靶向治疗中已经开发出针对性药物并取得良好疗效的有效靶点。

> 以叶酸受体为靶点的靶向治疗

叶酸本质上是一种正常细胞所必需的 B 族维生素。叶酸受体在正常细胞内较少，但在一些上皮性恶性肿瘤中出现多，尤其是卵巢癌中。因此叶酸受体成为具有潜力的卵巢癌抗肿瘤靶点。

> 其他有趣的靶向通路

Src 是一种非受体蛋白酪氨酸激酶，涉及多种细胞功能，包括生长、迁移等。Src 的活化与卵巢癌的不良预后有关，因此抑制该激酶的活性（Src 抑制剂）有助于卵巢癌的复发。

由此可见，卵巢癌的治疗靶点比较多，也很复杂。因此卵巢癌一直是分子靶向治疗的研究热点，医学工作者始终致力于在卵巢癌这种致命的妇科肿瘤中找出不同种类的靶点，用于肿瘤治疗及卵巢癌复发的预防。

·阴道癌

对于阴道癌，目前仍无明确可用的靶向治疗药物。

·外阴癌

目前，外阴癌的靶向治疗应用及研究主要集中于以下 4 个方面：① 血管内皮生长因子；② 表皮生长因子受体；③ 免疫检查点抑制剂；④ 高危型人乳头瘤病毒（high-risk human papilloma virus，HR-HPV）致癌基因。因此，外阴癌也是可以进行靶向治疗的。

分子靶向治疗在大部分妇科常见肿瘤的治疗中发挥一定的作用，并且科研人员也正在不断研究新的靶点，以期延长妇科肿瘤患者的生命，提高其生活质量。但分子靶向治疗需谨遵医嘱，在经过严格的评估后，方可进行治疗，并要做好用药期间的随访。

3

妇科肿瘤常用分子靶向药物，你了解多少

分子靶向治疗可用于大部分的妇科常见肿瘤。那么，常用的分子靶向药物有哪些？使用时要注意什么呢？

分子靶向治疗常用药物知多少？

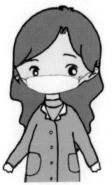

妇科肿瘤常用分子靶向药物有哪些

• 贝伐珠单抗

贝伐珠单抗是抗血管生成类的单克隆抗体。在我国，它广泛应用于肿瘤的靶向治疗中。对于妇科肿瘤，贝伐珠单抗主要应用在以下几种情况。

（1）高风险卵巢上皮性肿瘤患者的初始治疗和维持治疗、铂敏感和铂耐药复发卵巢癌及输卵管癌治疗：可用贝伐珠单抗联合紫杉醇脂质体多柔比星或拓扑替康。

（2）转移性和复发性宫颈癌的治疗：可用贝伐珠单抗联合紫杉醇＋顺铂或紫杉醇＋拓扑替康。

• 帕唑帕尼

帕唑帕尼可改善晚期、复发性宫颈癌患者生存期，且耐受性良好。它是一种新型的抗血管生成类药物，能够抑制新血管生成，从而抑制肿瘤组织的不断发展。

• 西地尼布

西地尼布在妇科中主要适用于铂敏感或是铂耐药的复发性卵巢癌患者。

• 阿帕替尼

阿帕替尼是小分子抗血管生成药，适用于晚期或复发性宫颈癌患者。

• 奥拉帕利

奥拉帕利主要用于铂敏感复发性卵巢癌的维持治疗。该药主要能诱导细胞毒性，导致细胞死亡。口服后，该药可迅速吸收。2018 年我国引进该药，并用于卵巢癌患者的维持治疗。

• 尼拉帕利

用于铂敏感复发性卵巢癌的维持治疗。尼拉帕利于 2019 年批准上市，目前适应证主要为：① 新诊断的晚期上皮性卵巢癌、输卵管癌患者的一线维持治疗；② 铂敏感复发性卵巢癌患者的维持治疗。

分子靶向药物用药期间需注意什么

靶向治疗药物种类繁多，并且科研人员仍在对其进行不断研究。患者切记不可擅自用药，一定要谨遵医嘱，经过医生严格评估后方可用药。

　　用药期间，患者也要谨遵医嘱，做好随访工作。虽然众多的分子靶向药物给肿瘤患者带来了福音，但是分子靶向药物也可能给患者带来各种不良反应。因此，患者切不可随意加减药物剂量或者中断治疗，并且需在严密监测下使用靶向药物。

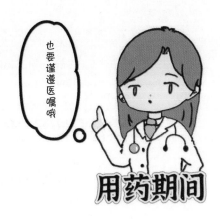

也要谨遵医嘱哦

用药期间

4

妇科肿瘤患者开展靶向治疗，
确定用药周期很重要

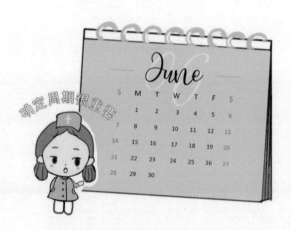

用药周期通常根据疾病的不同和药物在体内的维持时间来确定，它的计算是一个非常复杂的问题，涉及药物化学、药物制剂学、药物代谢动力学等不同的学科。不同的药物，甚至同种药物的不同剂型等，都有不同的用药周期。

分子靶向药物的用药周期受药物在体内代谢的时间、药物在体内的浓度、药物自身作用等诸多因素的影响。不同的分子靶向药物会有不同的用药周期，甚至同一种药物也会有不同的用药周期。以卵巢癌分子靶向药物贝伐珠单抗为例，有每周1次治疗方案和每3周1次治疗方案，具体要根据肿瘤类型及分期，经医生综合评估后，再制订适合患者个体的靶向治疗方案。

所以，妇科肿瘤患者要理解为何不同的个体可能会有不一样的用药周期，配合好医生进行个体化治疗，切不可套用其他患者的用药周期。

⑤

分子靶向治疗会带来不良反应吗

无论是手术、放射治疗还是化学治疗，都可能给身体带来不良反应。那么，分子靶向治疗作为相对较新的一种治疗方式，是不是没有不良反应呢？

答案当然是否定的。

分子靶向药物虽然不是细胞毒性药物，对机体的影响相对较小，但不代表其完全没有不良反应，大家需要正确认识分子靶向药物的不良反应，不可轻视。

分子靶向治疗的主要不良反应有哪些

分子靶向治疗最常见的不良反应是全身反应，表现为乏力、虚弱、发热、寒战和关节肌肉痛等。具体可以总结为以下几方面。

常见不良反应

· 皮肤毒性

皮疹、皮肤瘙痒为分子靶向药物常见的皮肤反应，还可能表现为红斑、干燥等；中度皮肤反应可见脓疱性皮疹、多形性红斑等，偶见荨麻疹、外周水肿、手足综合征等。甲和甲周改变则表现为甲沟炎及指 / 趾甲开裂。

· 胃肠道反应

主要为腹泻，大多为轻中度腹泻，患者常伴食欲不振、口腔溃疡。严重者可出现脱水、恶心。

• 肝肾毒性

多数分子靶向药物是通过细胞色素通路在肝脏进行代谢，因此有一定的肝脏毒性，主要表现为肝酶升高、胆汁淤积和肝功能衰竭等。也有的分子靶向药物通过肾脏代谢，可能引起肾功能异常。因此，用药期间要谨遵医嘱，做好肝肾功能的复查。

• 心血管毒性

部分分子靶向药物还可能导致高血压、心动过速、心肌缺血、充血性心力衰竭等不良反应。其中，高血压是某些单克隆抗体最常见的不良反应，尤其是贝伐珠单抗，但其引起的血压升高多为轻中度。

• 呼吸系统毒性

有些分子靶向药物还能导致间质性肺炎，表现为呼吸困难，通气功能障碍。

• 凝血功能异常

有的分子靶向药物可能引起凝血功能异常，导致出血、动静脉血栓、脑卒中等。

综上所述，尽管分子靶向药物和传统的化学治疗药物相比，不良反应通常较轻，但其不良反应和可能引发的耐药性仍不容忽视。对分子靶向药物的不良反应应持续进行监测，确保合理用药及用药安全。

6

分子靶向治疗期间，一旦出现不良反应，需要停止用药吗

我们已经认识了分子靶向药物的不良反应。临床上，许多肿瘤患者会问，在治疗过程中，是否一旦出现了不良反应，就要马上停药？

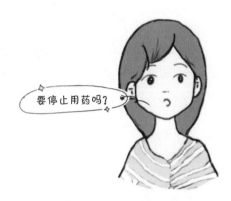

要停止用药吗？

要强调的是，不同的分子靶向药物，其不良反应是不同的。下面介绍一些常用分子靶向药物的用药和停药原则。

常用分子靶向药物的用药 / 停药原则是什么

• 贝伐珠单抗

贝伐珠单抗在用药时可能发生严重且可致死的并发症，如消化道穿孔、消化道出血、高血压、肾病综合征、充血性心力衰竭等。使用贝伐珠单抗期间和用药后，医生会常规监测患者的血压和尿常规等。贝伐珠单抗用药和停药原则有以下几点。

（1）在使用期间一般不建议降低贝伐珠单抗的使用剂量。

（2）出现以下情况，需要停止使用贝伐珠单抗：胃肠道穿孔（包括胃肠道瘘形成、腹腔脓肿）、内脏瘘形成；需要干预治疗的伤口裂开及伤口愈合并发症；

重度出血（如需要干预治疗）；重度动脉血栓事件；危及生命（4级）的深静脉血栓事件，包括肺栓塞；高血压危象或高血压脑病；可逆性后部脑病综合征；肾病综合征。

（3）如出现以下状况，需暂停使用贝伐珠单抗：择期手术前至少4周；药物控制不良的重度高血压；中度到重度的蛋白尿（需要进一步评估）；重度输液反应。

· 奥拉帕利

该药使用原则是连续治疗直至疾病进展或出现不耐受的不良反应。值得注意的是，奥拉帕利只能整粒吞服，不可以咀嚼或溶解后服用。若患者漏服一次，不需补药，只需在下一次用药时按原剂量服用即可。

该药常见的不良反应是贫血、恶心、乏力、呕吐、腹泻、味觉障碍等。同时，最常见的血液检查指标异常为肌酐升高、平均红细胞体积升高、淋巴细胞减少、中性粒细胞绝对值减少、血红蛋白降低、血小板减少。该药服用期间如出现不良反应，首先考虑用量减半。

· 帕唑帕尼

该药对肝脏有严重的损伤，甚至可引发致命性肝损伤。在治疗期间要定期监测患者的肝功能。转氨酶升高至上限的3倍且伴有高胆红素血症时，需要停药。其他需要停药的症状有：过敏，转氨酶升高至上限的8倍且无论有无胆红素水平的变化。

· 阿帕替尼

该药为小分子抗血管生成类靶向药物。卵巢癌患者使用该药时，发生3度及以上骨髓抑制、高血压、手足综合征、蛋白尿，可减量服药。

· 安罗替尼

安罗替尼是一种新型的小分子多靶点受体酪氨酸激酶抑制剂。服用该药期间的不良反应包括高血压、乏力、手足综合征（手掌-足底感觉迟钝或肢端红斑，是一种皮肤毒性表现）、胃肠道反应、肝肾功能异常、蛋白尿。如果患者出现无法耐药的不良反应，可减量至每次 10 mg，低于每次 8 mg 则无效。

　　请患者谨记，各类分子靶向药物治疗期间的不良反应并不相同，一定要遵医嘱定期随访相关指标，出现严重的不良反应时一定要与医生沟通，经医生评估后才能考虑停止用药，切不可擅自停药。如有不适，一定要及时就诊。

7

妇科肿瘤患者分子靶向治疗期间，
定期复查很必要

我们已经介绍了分子靶向治疗可能出现的不良反应。那么，治疗期间的定期复查，对于防止分子靶向治疗时出现的不良反应就尤为重要。

分子靶向治疗期间，为何要定期复查随访

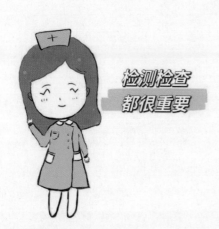

检测检查
都很重要

分子靶向药物的出现，将肿瘤的分子治疗带入大家的视野，也的确产生了巨大的作用，对患者治疗效果的提升产生巨大的影响。但是，事物总有两面性，分子靶向药物也不例外。我们在用药时，需要根据药物的特性进行随访、观察，以便了解药物效果和患者的耐受情况。

在用药期间，当进行随访复诊时，医生会根据分子靶向药物的不良反应和药物特点安排对应的检查，并针对异常的检查结果进行对症治疗。要提醒的是，请各位患者一定要及时随访，并谨遵医嘱完成各项复诊检查，更不要小看任何一项检验检查。

分子靶向治疗期间，需要随访哪些内容

分子靶向药物有许多种类，每种药物治疗期间需随访的内容并不相同。下面以两种妇科常用靶向药物为例，进行介绍。

• 贝伐珠单抗

贝伐珠单抗主要用于宫颈癌的治疗。使用贝伐珠单抗期间和用药后均需常规监测患者的血压、尿常规及出血情况。

（1）所有未使用贝伐珠单抗的肿瘤患者，在用药前应进行血压测量。若诊室血压 < 160/100 mmHg 或 24 小时动态血压监测提示平均血压 < 150/95 mmHg，患者可以使用贝伐珠单抗，并且无降压药服用史的患者，也不需要服降压药物治疗。若在治疗时患者血压 ≥ 160/100 mmHg，则建议推迟使用贝伐珠单抗治疗。尽管使用贝伐珠单抗治疗之前已经评估患者血压情况，但由于药物作用可使血压进一步升高或反跳。因此，每次使用贝伐珠单抗之前，仍然需再次进行血压监测，并且使用贝伐珠单抗期间要进行心电监护，动态监测患者血压情况。医生会及时根据患者情况调整贝伐珠单抗治疗方案。

贝伐珠单抗有升血压的作用，对于服用降压药的患者，在治疗期间其血压可能正常，而一旦疗程结束则可能出现低血压。因此对于使用贝伐珠单抗治疗的患者，尤其是降压方案发生变化的患者，在停止用药后 4 周内要进行随访，注意血压监测，及时重新评估降压方案，决定是否需减少或停用降压药物。待患者血压平稳后，需每年监测血压。

（2）发现患者随机尿蛋白 ≥ 2+ 时，医生会让患者留取 24 小时的尿液，进行尿蛋白定量检测，以保证用药安全。

（3）对于使用贝伐珠单抗进行治疗的患者，治疗时还需密切监测出血情况，如近期有出血的患者应慎用该药。患者要如实向医生汇报相关情况，千万不可隐瞒或不耐烦。

· 帕唑帕尼

帕唑帕尼主要用于宫颈癌的治疗。该药比较常见的不良反应是肝损害。因此，在用药期间要定期监测肝功能，如有异常要及时处理。帕唑帕尼也会导致腹泻、高血压、头发褪色、恶心和厌食等不良反应。但这些情况较少见，患者不必过于紧张，关键在于治疗时做好随访和自我观察，有问题及时就医。

分子靶向药物不同，其随访内容也不同。在治疗期间，一定要谨遵医嘱，做好定期的随访。不可小看每一项检查，因为每一个指标都能提示医生需要做出何种进一步的对症治疗。

8

妇科肿瘤患者结束分子靶向治疗后，为何还需复查随访

目前分子靶向治疗在妇科肿瘤治疗中的地位逐步提升，已经是肿瘤综合治疗的重要一环。与手术、化学治疗、放射治疗一样，分子靶向治疗疗程结束，并不意味着治疗完全结束，仍然需要定期进行随访。分子靶向治疗结束后的随访目的与手术、化学治疗、放射治疗相似，主要是监测和评估患者疾病的控制情况及全身情况。

分子靶向治疗疗程结束后，需要随访检查的项目有哪些

分子靶向治疗疗程结束后，需要随访检查的项目包括但不限于以下几种，需要由医生根据患者情况而决定。

·影像学检查

例如，胸部、腹部和盆腔 CT，必要时需要行脑部 MRI 甚至全身骨扫描，主要是为了了解肿瘤本身情况和是否有远处转移、复发等。

·血液学检查

分子靶向治疗疗程结束后，需要进行的血液学检查有血常规、生化（包括血糖、血脂）、肿瘤指标等。

• 呼吸系统检查

例如，肺功能检查、常规胸部影像学检查（胸部 CT 等），能帮助了解有无发生药物的呼吸系统不良反应。

• 心血管系统检查

包括心肌酶谱、心电图、心脏超声（包括射血分数）、BNP 等，主要是为了了解患者心功能情况，早期发现分子靶向药物的心脏不良反应，便于及时应对。

• 其他主诊医生认为有必要随访的项目

根据所用的分子靶向药物不同，结合患者的肿瘤情况和身体状况，医生会安排有必要的随访项目，患者应遵医嘱进行随访复查。

分子靶向治疗疗程结束后，随访时哪些 身体情况需要告知医生

因肿瘤类型、所用的分子靶向药物种类等均可能不同，加上患者个人身体素质可能存在差异，分子靶向治疗结束后，患者可能出现的不适表现也可能不同。若治疗结束后出现以下身体状况，建议随访时要告知医生，便于医生处理。若有必要，可以随时就诊，不一定非要等到下一次随访。

（1）身体任何部位的疼痛，以及疼痛的性质、持续时间等。

（2）患者认为的可能是肿瘤复发或转移的任何症状。肿瘤复发或转移的时机并不一定在随访期间，因此存在可疑肿瘤复发的时候，需要及时咨询医生。

（3）日常生活中，身体上任何不舒服的表现，如乏力、睡眠障碍、体重减轻、记忆力下降、大小便异常、注意力不能集中等。

（4）正在使用的其他药物或进行的其他治疗。

（5）目前的精神心理状况，如沮丧、焦虑、抑郁等。

（6）一级亲属健康的任何改变，包括新发的肿瘤。

分子靶向治疗疗程结束后，随访的时间如何安排

分子靶向治疗疗程结束后，随访具体时间建议可能因疾病或用药不同而不同，需要遵医嘱进行。比如，术后第 1 年，分子靶向治疗结束后可能需要每个月随访，待病情稳定，可逐步过渡到每 2～3 个月随访；第 2 年可每 3～6 个月随访；第 3 年则每半年随访，之后依此类推。分子靶向治疗结束后的随访，最主要的是要与主诊医生做好沟通，认真评估好术后疾病及靶向用药后的情况，从而安排相应的随访时间。患者要做的就是不要遗漏随访。

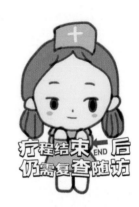

参考文献

［1］程红燕，向阳.妇科肿瘤免疫治疗的新靶点［J］.肿瘤预防与治疗，2021，34（5）：392-400.

［2］程青芳.靶向抗肿瘤药物［M］.南京：南京大学出版社，2021：50-103.

［3］董坚.肿瘤靶向治疗药物与临床应用［M］.北京：科学出版社，2018：67-77，336-339.

［4］范典，郑博豪，周圣涛.宫颈癌靶向治疗和免疫治疗研究进展［J］.中国肿瘤临床，2020，47（21）：1100-1107.

［5］胡雁，陆箴琦，吴蓓雯，等.实用肿瘤护理［M］.3版.上海：上海科学技术出版社，2023.

［6］赖武江，李肖璇，王沂峰.外阴癌的分子诊断与靶向治疗［J］.实用妇产科杂志，2022，38（8）：573-576.

［7］李广太.妇科肿瘤靶向治疗的希望与挑战［J］.中国妇产科临床杂志，2021，22（5）：449-451.

［8］李晶，张丙忠.妇科恶性肿瘤化学治疗手册［M］.北京：人民卫生出版社，2018.

［9］李晓光.妇科肿瘤靶向治疗进展［C］//中国癌症基金会，中国抗癌协会肿瘤临床化疗专业委员会，中国医师协会肿瘤医师分会.第九届中国肿瘤内科大会、第四届中国肿瘤医师大会、中国抗癌协会肿瘤临床化疗专业委员会2015年学术年会论文集.北京：中国协和医科大学出版社，2015：405-407.

［10］卢淮武，陈勍.妇科肿瘤诊治流程［M］.北京：人民卫生出版社，2019：225.

［11］陆富年，张莉，陈刚.卵巢癌的分子诊断与靶向治疗［J］.实用妇产科杂志，2022，38（8）：561-565.

［12］吕红青，张琳，倪镌.帕唑帕尼联合放射治疗对宫颈癌的治疗效果及对血清VEGFR水平的影

响［J］.中华全科医学，2020，18（06）：934-937.

［13］彭露杏，陆合明，陈甲信，等.多模态 MRI 预测中晚期宫颈癌患者对甲磺酸阿帕替尼治疗反应的价值［J］.分子影像学杂志，2023，46（3）：494-499.

［14］孙慧，白萍.子宫平滑肌肉瘤的靶向治疗研究进展［J］.癌症进展，2016，14（9）：840-842，846.

［15］王懿琴，陈晓军.子宫内膜癌的分子诊断与靶向治疗［J］.实用妇产科杂志，2022，38（8）：565-569.

［16］徐智阳，刘淑娟.子宫颈癌的分子诊断与靶向治疗［J］.实用妇产科杂志，2022，38（8）：569-572.

［17］余芳舟，张国楠.西地尼布在复发性卵巢癌中的应用及研究进展［J］.现代妇产科进展，2020，29（7）：556-558，560.

［18］余庆，邹冬玲.阴道癌的分子诊断与靶向治疗［J］.实用妇产科杂志，2022，38（8）：576-579.

［19］赵维莅，张俊.癌症转化医学研究中的靶向治疗［M］.上海：上海科学技术出版社，2017：308-328.

［20］左鹏，李小平.妇科恶性肿瘤基因检测、靶向治疗及免疫治疗现状［J］.中国临床医生杂志，2023，51（3）：271-275.

第5部分

妇科肿瘤的热点治疗
方式：免疫治疗

①

免疫治疗，你了解吗

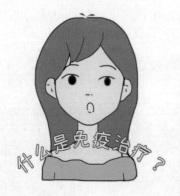

近年来，肿瘤免疫治疗成为继手术治疗、化学治疗和放射治疗后的新肿瘤治疗模式，改变了多种肿瘤的治疗格局。困扰女性健康的妇科肿瘤也位列其中。免疫治疗对部分妇科肿瘤患者显现出一定的临床疗效，目前主要用于经常规治疗失败的晚期患者和复发患者。

什么是免疫治疗

免疫治疗是通过免疫系统直接识别和杀死肿瘤细胞，达到肿瘤治疗的目的。具体来说，就是利用免疫学的方法和原理，对机体高或低的免疫状态进行人工干预，调节人体的免疫功能，增强或减弱机体的免疫反应，达到提高免疫系统识别、靶向和杀死体内肿瘤细胞的治疗。

免疫治疗与手术、化学治疗、放射治疗不同，其治疗宗旨是激活人体内的免疫系统，依靠人体自身免疫功能来杀死肿瘤细胞，从而达到治疗目的。通俗地说，它并不是直接"上场"与肿瘤细胞"交战"，而更像是"借刀杀人"——借助人体自身的免疫系统来消灭肿瘤细胞。

我们可以靠自身抵抗力来清除肿瘤细胞吗

对于肿瘤细胞，很多人或许有这样的疑问：人体本就有较强的免疫系统，为何无法靠自己来自动清除肿瘤细胞呢？那是因为肿瘤细胞"欺骗"了身体的免疫系统。肿瘤细胞无法被免疫系统识别，使得免疫系统不能有效杀死肿瘤细胞，于是肿瘤细胞得以在体内肆虐并无限增殖。而免疫治疗通过相关药物帮助免疫系统识别肿瘤细胞，以此达到杀死肿瘤细胞的目的。换句话说，免疫治疗有利于帮助机体免疫系统重新建立识别肿瘤细胞的能力。由于免疫治疗的"武器"是人体自身的免疫系统，药物只起到衔接及激活作用，因此其副作用小、疗效持久，可以延长患者的生存时间。

免疫治疗是否可以理解为"打疫苗"

免疫治疗并不仅仅是打疫苗。根据免疫功能发挥作用的机制，免疫治疗分为主动免疫治疗和被动免疫治疗两类。

· 主动免疫治疗

主动免疫治疗主要为肿瘤疫苗，包括细胞疫苗、脱氧核糖核酸疫苗（也就是 DNA 疫苗）、信使核糖核酸疫苗（也就是 mRNA 疫苗）、多态疫苗、树突状细胞疫苗等。我们熟知的预防宫颈癌的人乳头瘤病毒（HPV）疫苗即为肿瘤疫苗的一种。

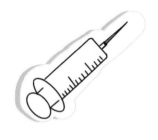

· 被动免疫治疗

被动免疫治疗也就是药物治疗，常应用的药物有单克隆抗体等。目前，最热门的单克隆抗体是免疫检查点抑制剂，如贝伐珠单抗。免疫治疗的作用机制与以往的抗肿瘤药物截然不同。它的作用对象不是肿瘤细胞，而是免疫细胞。这类药物虽然不能直接杀伤肿瘤细胞，但能激活针对肿瘤细胞的免疫系统，让大量免疫细胞活跃起来，成为"抗癌武器"。

免疫治疗永久有效吗

大家特别关心免疫治疗药物用药后的起效时间和疗效持续时间。免疫治疗通过激活免疫系统来间接杀死肿瘤细胞，因此其起效时间要慢得多。不过，一旦起效，它的疗效持续时间比较长，对于部分患者，会有长期获益，可以使患者长期存活。这也是大家热衷于免疫治疗的主要原因。例如，嵌合抗原受体 T 细胞免疫治疗（chimeric antigen receptor T cell immuno-therapy），也就是 CAR-T 治疗，可以深入实体肿瘤内部进行治疗。

② 哪些妇科肿瘤患者适合免疫治疗

妇科肿瘤患者若其病理学诊断为早期，那么手术治疗、放射治疗、化学治疗等效果会比较好；但若是出现局部复发和远处转移时，后续治疗将非常困难。难治性和多次复发的妇科肿瘤患者可选择的药物非常有限，免疫治疗成为继手术治疗、放射治疗、化学药物治疗之后，肿瘤补救治疗的重要方式。

肿瘤免疫治疗适合所有人吗

• 从疾病种类上看

妇科肿瘤患者中，宫颈癌和卵巢癌发生复发和耐药的概率较高，故妇科肿瘤的免疫治疗主要集中在宫颈癌、卵巢癌和子宫内膜癌，而在外阴癌、输卵管癌等中的应用较少。

• 从合并基础疾病上看

免疫治疗是一种全身治疗，过程复杂且多变，对一些身体机能较差者，如免疫力低、心肺功能不佳等的患者，免疫治疗可能会引发严重不良反应。所以，有自身免疫性疾病、器官功能障碍的患者不适宜

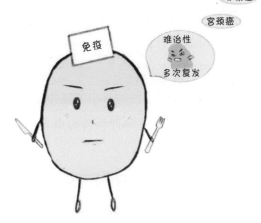

接受免疫治疗。同时，一些内分泌功能紊乱的患者在接受免疫治疗时，有可能会出现甲状腺功能减退等问题，该类患者在接受治疗前需要经过医生评估，方可进行治疗。

· 从免疫制剂使用来看

如果说免疫治疗相当于打靶，要命中靶心就要使用命中率高的"箭头"，也就是合理使用免疫制剂。如何选择正确的"箭头"，需根据患者的相关检测结果（如免疫检查点）来选择。

特殊人群可以进行免疫治疗吗

免疫治疗通过激活 / 重启免疫系统，从而使之更好地攻击肿瘤细胞；但与此同时，它也增加了免疫系统攻击自身正常细胞的风险。尽管大多数免疫治疗相关不良反应，倾向于轻度且自限性，但仍有一些严重反应不可预测，这会影响免疫治疗的疗效或中止治疗，可能需要给予患者免疫抑制剂，抑或引发其他非预期性死亡风险。对于一些特定人群，免疫治疗药物的免疫毒性可能会以"爆发"的形式出现。因此针对以下特殊人群，在接受免疫治疗前，需与临床医生充分沟通，经专业评估并权衡利弊后，再做决策。

（1）自身免疫性疾病患者。

（2）接受造血干细胞或器官移植的患者。

（3）妊娠的患者。

（4）结核病患者。

（5）驱动基因阳性的非小细胞肺癌患者。

（6）PS 评分（一种评估肿瘤患者生活能力和预后的评分系统）≥ 2 分的患者、老年患者。

（7）长期大量使用激素的肿瘤患者。

（8）人类免疫缺陷病毒（human immunodeficiency virus, HIV；也就是我们

熟知的艾滋病病毒）携带者。

　　免疫治疗有它的优越性，但不一定适合所有人。为了使患者利益最大化，在免疫治疗前要经过专业医生的评估，判定患者是否适合该治疗。

③

免疫治疗对于肿瘤患者有什么优点和缺点

多年来，以宫颈癌、子宫内膜癌和卵巢癌为首的妇科肿瘤正严重威胁着女性的健康。妇科肿瘤在疾病早期的治疗效果和预后较好，然而，传统的治疗方式，如手术、放射治疗、化学治疗等，在晚期、复发性或转移性妇科肿瘤患者中的效果却不如人意。免疫治疗的出现，为上述女性患者带来了希望。

肿瘤免疫治疗是通过加强或触发患者免疫系统，从而引发其识别和消除肿瘤的治疗的总称。大量研究表明，免疫治疗能改善复发性或晚期妇科肿瘤患者的生存时间。

但是，所有的治疗都存在两面性，免疫治疗也有其优缺点。

免疫治疗的优点是什么

· 疗效相对持久

免疫治疗理论上能对血液和淋巴结中残存的、散在的、处于休眠状态的肿瘤细胞进行全方位彻底清除，也就是能从根本上消灭复发、转移的根源。

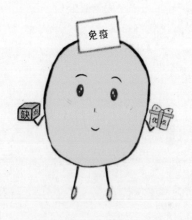

· 起效快，副作用小

免疫治疗过程痛苦少，见效快，既能保证治

疗效果，与化学治疗手段相比还能提高患者的生活质量。患者在治疗后，疼痛减轻、有力气、食欲好、精神状态恢复快。

· 适用面广

大部分的实体肿瘤都可以选择免疫治疗。作为肿瘤治疗最前沿技术之一，免疫治疗能有效治疗大多数实体肿瘤，如肺癌、卵巢癌、乳腺癌、肾癌、宫颈癌等。

· 免疫治疗的缺点 ·

任何治疗都有两面性，免疫治疗一样如此。它在治疗疾病的同时也会给患者带来一些不良反应

· 常见不良反应

> 呼吸系统毒性

患者可以出现胸闷、气短、气急、呼吸困难的症状，严重的可以出现明显发绀和喘憋的现象。

> 消化系统毒性

消化道不良反应可以表现为水样腹泻、痉挛、腹痛、大便中带血等。肝脏毒性则表现为转氨酶升高或者出现黄疸。

> 内分泌系统毒性

表现为甲状腺功能的改变，可以出现甲状腺功能亢进，也可以出现甲状腺功能减退。有的患者还可以伴有血糖波动，表现为血糖明显增高。

> 皮肤毒性

也是免疫治疗常见的副作用，可以表现为皮疹，甚至是大疱性皮炎。

· 罕见不良反应

免疫治疗罕见的不良反应包括心血管毒性、眼毒性、血液系统毒性、神经系

统毒性等。

　　希望患者在接受免疫治疗的同时要明白，世上并没有"绝对完美"的治疗方案。医生也在不断摸索，希望带给患者最优的治疗方案。虽然不良反应难以完全避免，但可以进行有效管理。医患双方的最终目的是一致的，即杀死肿瘤细胞、治愈疾病。

妇科肿瘤患者的免疫治疗需要做多久呢

免疫治疗的作用原理是通过激活自身免疫系统来攻击肿瘤细胞，达到间接杀死肿瘤细胞的目的。它与化学治疗和放射治疗等方式相比，是个"慢性子"，需要更多的时间来发挥作用，因此需要一定的治疗周期并进行持续监测。

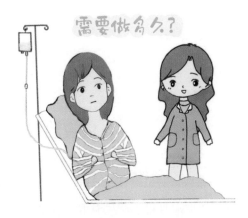

妇科免疫治疗的疗程需要根据个体情况来制订。对不同类型的肿瘤，所用药物有差异，药物起效速度也因人而异。不少患者和家属或许会在治疗方案开始时，就迫切想知道免疫治疗到底多久可以起效，又需要持续治疗多长时间等。

免疫治疗需要多久起效

原则上来说，免疫治疗具体的疗效和起效时间因人而异，对于病情的缓解程度也不相同，其结果包括肿瘤的完全消失、长期不变、进展减缓，以及放射治疗或化学治疗副作用的降低等。有研究表明，用药 2 周后，半数的患者开始起效。那么也就是说，还有一半的患者是在后续治疗时才开始起效的。因此，若免疫治疗进行到一定的时间仍暂时还没看到疗效，患者也应该先别放弃，应坚持用药并等待评估。

另一方面，由于免疫治疗可能存在超进展、假性进展等问题，所以治疗6～8周后，需要对患者进行全面影像学评估。如果连续两次影像学检查提示肿瘤继续增大，则考虑免疫治疗无效，建议停药。总的来说，当疾病出现进展、不能耐受的不良反应或者用药满2年时，需停药。

免疫治疗需要持续多久

在大量的临床研究中，对于晚期肿瘤患者，免疫治疗一般要维持2年左右。有些术后实施的辅助免疫治疗，维持时间为1年。对于疾病分期相对较晚的患者，治疗上建议2年会更好一些。所以，免疫治疗的应用时间并非越久越好。

免疫治疗是长久有效的吗

那么，对已经使用2年免疫治疗的患者，若病情稳定且完全获得控制，是不是可以安心地停药呢？从目前的临床研究来看，在临床上没有达成一致的推荐治疗时间的情况下，实施2年的免疫治疗是比较合适的。对于维持了2年免疫治疗的患者，即使停药后出现肿瘤复发、转移，若再次使用免疫治疗，依旧可以获得40%以上的治疗效果。

免疫治疗也存在"长期""短期"效果的问题，就好比疫苗可能具有的长期或者短期作用。免疫制剂属于"没有长记忆"的，因此也有学者建议，是否在2年免疫治疗后，每隔2～3个月再使用一次药物。就如同反复给免疫系统"刺激一下"或"提个醒"，这样就可以协助记忆细胞进一步维持功能，防止肿瘤细胞"死灰复燃"，或许会获得更持续的治疗效果和维持效果。当然，这样的建议要经过评估，在特定的人群中使用。例如，在临床治疗中已完成2年的免疫治疗，但是肿瘤依旧存在，病情却极其稳定，或是肿瘤的高危因素较多，存在一些不稳定状况的患者。

　　总体来说，免疫治疗为恶性肿瘤患者，特别是晚期肿瘤患者，提供了一种新的治疗选择，给他们带来了新的希望。它对延长患者生命、提升其生活质量具有重要作用。免疫治疗的持续时间与维持效果，仍然需要大量的科学研究来证实。目前给予患者的信息只能鉴于当前的研究结果，随着科学的不断进步，将来对上述问题的答案或许也会改变。

5

妇科肿瘤患者免疫治疗期间，出现不良反应怎么办

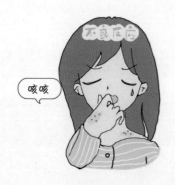

妇科肿瘤患者在行免疫治疗时，不可避免会出现一系列的不良反应（如肝脏、皮肤、心血管毒性等）。那么，不良反应会影响治疗吗？要怎么处理不良反应？出现什么程度的不良反应需要停止治疗呢？

免疫治疗期间可能出现哪些不良反应，又该如何应对呢

• 皮肤毒性

免疫治疗期间发生皮肤毒性较为常见，表现为扁平斑块或隆起的丘疹，常发生于上部躯干，呈向心性扩散，可能伴有瘙痒。以常见的丘疹、脓疱疹皮疹为例，按照程度可有不同的应对措施。

> 1 级皮疹

主要以预防宣教、观察为主。若症状无缓解，需对症处理。

> 2 级皮疹

局部使用润肤剂、抗生素等，可选择口服抗组胺药物，受累区域局部使用强效类固醇治疗和 / 或泼尼松（治疗直至症状改善至 1 级以下，然后在 4 ～ 6 周内递减药物），可能需要暂停免疫治疗。

> 3 级皮疹

需要停药，受累区域局部仍可使用强效类固醇或泼尼松治疗，必要时增加剂量。出现症状应及时就医。

> 4 级皮疹

处理基本同 3 级皮疹，必要时请皮肤科会诊。

· 胃肠道毒性

表现为水样腹泻、痉挛、里急后重、腹痛、大便中带血和黏液、发热。

> 轻度胃肠道反应

每天排便次数高于基础水平，但少于 4 次 / 日，且无结肠炎症状。出现轻度胃肠道反应时考虑停药，给予洛哌丁胺或地芬诺酯或阿托品，给予水化治疗和补充电解质，密切监测病情变化。

> 中度胃肠道反应

排便次数 4～6 次 / 日，存在结肠炎症状，但不影响日常生活。此时必须停药，予以泼尼松或甲泼尼龙，如 2～3 天未缓解，可增加激素剂量，可考虑加用英夫利西单抗。

> 重度胃肠道反应

排便次数＞ 6 次 / 日，存在结肠炎症状，且影响日常生活，伴有其他严重并发症（如缺血性肠病、穿孔、中毒性巨结肠）时应永久停药，住院进行支持治疗。可静脉使用甲泼尼龙，如 2 天内未缓解，则继续使用激素治疗，考虑加用英夫利西单抗，如英夫利西单抗治疗效果不佳，则考虑换用维多珠单抗。

· 肝脏毒性

免疫治疗的肝脏毒性根据肝功能检查结果分为两种情况。

> 丙氨酸转氨酶和天冬氨酸转氨酶升高，胆红素不升高

丙氨酸转氨酶，在肝功能检查单上常简写为"ALT"。天冬氨酸转氨酶，在肝功能检查单上常简写为"AST"。ALT 和 AST 升高而胆红素不升高，又可按转

氨酶升高的程度进一步分类。

（1）轻度肝功能异常：肝功能指标低于 3 倍正常上限值，此时可以继续治疗，也可以考虑暂停治疗观察指标变化趋势，增加评估转氨酶和胆红素的频率。

（2）中度肝功能异常：肝功能指标为 3～5 倍正常上限值，此时要停止治疗，每 3～5 天监测 1 次肝功能，可考虑给予泼尼松治疗。

（3）重度肝功能异常：肝功能指标为 5～20 倍正常上限值。此类患者要永久停药，给予泼尼松治疗，每 1～2 天监测肝功能，如激素难治或 3 天后情况没有改善，考虑给予吗替麦考酚酯。

（4）威胁生命的肝功能异常：指肝功能指标＞ 20 倍正常上限值。此类患者不仅要永久停药，给予泼尼松 / 甲泼尼龙治疗；每天监测肝功能，如无禁忌证，要进行肝脏活组织检查。如激素难治或 3 天后情况没有改善，考虑给予吗替麦考酚酯。

> 转氨酶＜ 3 倍正常上限值，伴胆红素＞ 1.5 倍正常上限值

此类患者要永久停药，给予泼尼松 / 甲泼尼龙治疗，每日监测肝功能。如激素难治或 3 天后情况没有改善，考虑给予吗替麦考酚酯。

- **肺部毒性**

免疫治疗的肺部毒性表现为局灶性或弥漫性肺实质炎症，通常在 CT 上表现为毛玻璃样影。

> 轻度肺部毒性

患者可无症状，病变局限于单个肺叶或＜ 25% 的肺实质。此时要停药，只需临床观察或诊断性检查，1～2 周后再次评估氧饱和度，3～4 周后复查 CT。如有改善的影像学证据，可考虑恢复免疫治疗

> 中度肺部毒性

患者可出现新的症状或者原有症状恶化，表现包括呼吸短促、咳嗽、胸痛、发热和氧气需求增加的症状。此时应立即停药，进行感染相关的检查。如不能排除感染，考虑经验性使用抗生素或目标性使用抗生素治疗。应用泼尼松 / 甲泼尼

龙，如在激素治疗 48 ～ 72 小时后症状没有缓解，则按重症肺炎进行治疗。一旦肺炎消退至轻度且患者已经停用激素，可恢复免疫治疗。

> 重度肺部毒性

患者出现严重的肺部症状，影响生活甚至危及生命，病变累及所有肺叶或 > 50% 的肺实质。此类患者要永久停药，并进行感染相关的检查、肺功能检查、支气管镜检查以排除感染和恶性肺浸润，如不能排除感染，则经验性使用抗生素治疗。

免疫治疗期间若出现不良反应，停药与否的关键在于应用相关药物治疗后，相应指标和（或）症状是否可以得到改善，如有改善，则为暂时停药，如未改善，则可能会考虑永久停药，具体需主诊医生根据患者情况进行判断。

6

免疫治疗期间出现体温升高，
是不良反应还是异常感染呢

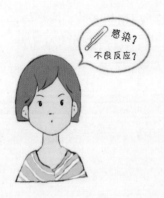

感染？
不良反应？

发热通常指体温升高，免疫治疗后的发热是否正常？是不良反应还是感染引起的？这些问题一般需要根据发热的严重程度，以及患者是否存在其他不适症状等来判断。若发热症状轻微，且没有其他严重不良反应，这种发热通常是正常的，反之则有可能是出现了异常。

什么是"正常"的体温升高

免疫治疗主要针对免疫功能"异常"的人群，如临床上可以用于肿瘤患者的治疗。在进行治疗的过程中，药物可能会使得机体 T 淋巴细胞攻击、杀灭肿瘤细胞。在攻击与杀灭肿瘤细胞过程中，内源性致热原会生成，使得患者出现发热症状。故而大部分进行免疫治疗的患者，在治疗后都容易出现发热。这种发热一般不会对患者造成严重的不良影响，且随时间流逝，发热症状会逐渐缓解。对于此种"正常"发热，一般只需对症处理即可。

什么是异常的体温升高

除免疫治疗本身可能引起的发热外，若患者自身存在其他不良情况，如呼吸道感染、尿路感染等，也可能会造成机体在免疫治疗前后出现发热的症状。此类患者一般还会伴随咳嗽、咳痰、呼吸困难、尿频、尿急、尿痛等多种异常症状，若感染情况严重，会造成严重的发热，体温甚至可以超过39.0℃。由于此种情况不是免疫治疗本身造成的，故而属于异常发热。

体温异常应该怎样处理

若是免疫治疗引起的单纯发热，可以通过冰敷、温水擦浴等方法进行物理降温，多数情况下可以缓解，不会导致严重后果。但是如果在发热的同时，有明显异常症状，如胸部CT提示肺部有间质性病变等，一定要立即停药并就医，以免引起严重不良反应，甚至危及生命。

出现异常为何要及时就医

免疫治疗作为新的治疗手段，已经融入妇科肿瘤的治疗中。其中免疫检查点抑制剂已显示出显著的疗效。但是，它的使用可能伴随着非特异性免疫激活，导致自身免疫和自体炎症现象，并几乎可以影响所有的器官系统。临床上称之为免疫相关不良事件。大家可以简单地理解为免疫反应过分强烈，把自身组织都当作目标进行攻击了。这是一种较为严重的不良反应。临床上，约40%的肿瘤患者使用免疫治疗后会不同程度地出现皮疹、间质性肺炎、肠炎、肝炎、甲状腺炎等各种免疫相关不良反应。各种不良反应会伴或不伴有发热。部分器官或系统出现的常见的不良反应可以进行自我照顾，但是如果遇到任何可疑的相关症状，千万不可以忽视。要注意观察身体情况的变化，症状一旦加剧，或者影响生活，一定要及时联系自己的医生和护士，及时到医院进行处理。

7

妇科肿瘤患者的免疫治疗效果，
该如何监测与判断

近年来，肿瘤免疫治疗改变了多种肿瘤的治疗格局。免疫治疗对部分妇科肿瘤患者显示出一定的临床疗效，目前主要用于经常规治疗失败的晚期患者和复发患者。免疫治疗效果的判断属于综合性判断，如何评价治疗有效，是每位接受免疫治疗的患者最关心的问题之一。

接受免疫治疗后多久才能生效？

之前说过，免疫治疗并不是直接与肿瘤细胞"交战"，它更像是"借刀杀人"。因此，免疫治疗与化学治疗、放射治疗和靶向治疗不同，它的反应要慢得多（诱发免疫应答需要一定时间），过程也复杂得多。免疫治疗的起效时间目前医学界尚无定论。因此接受免疫治疗的患者无需过度紧张，要耐心等待治疗生效。

如何判断免疫治疗的疗效

要知道免疫治疗是否有效，应从以下几个方面进行评估。

· 影像学评估
通常患者在进行治疗前要进行影像学检查（如 CT、MRI 等），以直观地获得肿瘤体积数据，并将此结果作为疗效的"基线"。一般情况下，医生会选择界线清晰、容易测量的界面作为测量对象，即"靶病灶"。治疗开始后每 2～3 个周期再进行 1 次影像学检查，与"基线"进行比对，看"靶病灶"大小的变化来判断免疫治疗是否有效。

• 临床评估

患者在接受治疗后，其直观的身体感受也是疗效评估中的部分内容。医生会根据患者的症状、体征、疼痛情况和体力状况来间接评估疗效。

如果患者整体感觉较好，无疾病相关的临床症状加重（如疼痛、呼吸困难、食欲下降、体重下降等），没有增加相应的治疗措施（如镇痛、放射治疗或其他姑息治疗），则被认定为免疫治疗有进展，应继续治疗。

• 血清学评估

定期检测癌胚抗原等肿瘤标志物也是监测免疫治疗效果的一种手段。如发现肿瘤标志物大幅度上升，则需要进行进一步的影像学检查。

定期检测血常规可判断免疫治疗患者是否发生骨髓抑制。一旦发生骨髓抑制，不仅会影响治疗的进行，还可能影响治疗效果。

• 生物学标志物评估

生物学标志物是指用来标记器官、组织、细胞或亚细胞结构和功能改变的生化指标。生物学标志物对于诊断恶性肿瘤，以及预测预后、判断恶性程度、预测药物疗效等，具有广泛的应用价值。

目前免疫治疗的生物学标志物包括：细胞程序性死亡—配体 1（PD–L1）表达、微卫星的不稳定性（MSI）、肿瘤突变负荷（TMB）、错配修复蛋白（MMR）等。一般来说，细胞程序性死亡—配体 1 高表达、肿瘤突变负荷高，错配修复蛋白缺失，微卫星状态不稳定的患者被认为能够从免疫治疗中获益。

这些生物学标志物对非专业人员来说晦涩难懂，患者无需纠结这些标志物的具体含义，只需要知道它们是评估免疫治疗是否有效的重要指标之一即可。其他的事情就交给专业团队来做。

· 病理学评估

病理学评估包括肿瘤组织内纤维组织占比、有无坏死和囊性变等病理学改变，可用于评估免疫治疗的疗效。

综上所述，使用免疫治疗药物后，对其疗效的评估全面且复杂。大家要保持一颗平常心，保持良好的心态，积极配合治疗就可以了。

8

妇科肿瘤患者进行免疫治疗，
这些事情需要关注

近年来，妇科肿瘤发病率及死亡率趋于升高，已严重威胁女性健康。传统手术、化学治疗、放射治疗相结合的综合治疗方式对早期患者可取得较好的效果，但对晚期复发及铂耐药患者的治疗效果较差。随着肿瘤免疫治疗的迅速发展，其也在妇科肿瘤治疗中发挥着重要的作用。那么在免疫治疗期间，哪些事是女性朋友需要关注的呢？

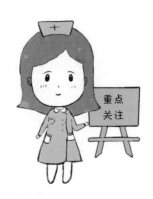

免疫治疗有不良反应吗

免疫治疗相关不良反应可发生于任何器官，并且临床表现多样，特异性不明显，持续时间长。虽然大多数不良反应为轻中度，但也有危及生命的不良反应发生，如严重的结肠炎、肺炎、心肌炎等。因此，对不良反应的识别及干预相当重要。当出现相关症状或体征时，女性朋友应及时向医生报告，并及时就诊。具体可参见"妇科肿瘤患者免疫治疗期间，出现不良反应怎么办"等相关内容。

什么是免疫治疗超进展

超进展（hyperprogressive disease，HPD）是相对于通常的疾病进展而言的，其定义为肿瘤的反常加速增长。在免疫治疗期间，有部分患者会出现肿瘤超进展现象，最终导致其生存期缩短。一旦出现免疫治疗超进展，继续使用免疫治疗的效果较差，推荐立即停药，后续可尝试化学治疗作为挽救性治疗。

特殊类型患者使用免疫治疗期间，应注意哪些问题

（1）合并自身免疫性疾病的患者在使用免疫治疗时，应慎重用药并密切监测，以防自身免疫病反弹或爆发。

（2）体弱、高龄和 HIV 感染者，因一般情况较差，使用免疫治疗的获益有限，建议谨慎使用。

（3）骨髓和器官移植者，使用免疫治疗可能打破免疫耐受，诱发排斥反应。长期使用激素者则不建议使用免疫治疗。

（4）合并乙型肝炎者建议在乙型肝炎病毒脱氧核糖核酸（HBV-DNA）载量低于 2 000 U/ml 后，再开始治疗，并要定期监测肝炎指标。

免疫治疗期间可以更换药物吗

免疫治疗期间一般不建议更换免疫治疗药物，因疗效不会有太大改变。

免疫治疗期间可以免疫接种吗

免疫治疗期间可以接种灭活疫苗或灭活制剂疫苗，如流感疫苗、乙型肝炎疫苗。但不能接种活疫苗，建议注射疫苗前，先了解清楚疫苗类型，再进行接种。

免疫治疗期间可以妊娠与哺乳吗

不推荐妊娠期间使用免疫治疗，其可能引发自然流产、死胎、新生儿死亡等

风险。建议育龄女性在治疗期间及治疗结束后 5 个月内严格避孕并禁止母乳喂养。

免疫治疗期间不能使用哪些药物

在实际的临床中，有些患者在接受免疫治疗的过程中，可能会因为其他疾病或不适而需要使用一些药物，如镇痛药、止咳药、抗过敏药、抗生素、抑酸药、糖皮质激素等。这些药物虽然是常用药物，但它们可能会直接或间接地干扰免疫系统的功能，从而降低免疫细胞对肿瘤的反应能力，最终导致免疫治疗效果不佳，甚至是治疗失败或出现严重的不良反应。

免疫治疗是一种有前途也有风险的治疗方式。在接受肿瘤免疫治疗的过程中，患者应该尽量避免使用一些可能影响免疫系统或肿瘤微环境的药物。使用药物应当在专业妇科肿瘤医生和药剂师的指导下进行，并要调整好药物的种类、剂量和用药时间。

放射治疗、化学治疗后体质变差，对免疫治疗有什么影响吗

放射治疗、化学治疗导致的骨髓抑制会引起白细胞、红细胞、血小板减少。此时机体免疫力较低，很容易受到病菌侵袭。放射治疗、化学治疗导致的胃肠道反应还会引发恶性呕吐、食欲下降，加重身体营养不良的状态。各种因素相加，身体各项功能及免疫力会降低，可能会让部分患者无法耐受后续的治疗，进而影响免疫治疗的效果。

免疫治疗起效后，可以提前停药吗

免疫治疗起效较慢，在起效后如果肿瘤完全消失，可以考虑提前停止治疗。但是如果肿瘤只是缩小，并没有完全消失，此时最好完成疗程，不要提前停止治

疗。基于免疫治疗的特点，其治疗获益在停药后也可维持一段时间。

有些患者在接受免疫治疗且治疗起效后，又因各种原因被迫提前停止治疗。临床数据显示，其中部分人的肿瘤复发，而另一部分人没有复发。通过进一步分析，研究人员发现，没有复发的患者，其停止治疗前接受的免疫治疗时间更长。

通常而言，如没有疾病进展、不耐受不良反应或其他特殊情况，临床建议免疫治疗有效的患者坚持治疗 2 年后再停药。

肿瘤复发后再次接受免疫治疗，是否有效呢

目前研究显示，使用免疫治疗的患者，在停止治疗后再次接受治疗的，部分患者仍可能获得疗效。

⑨

妇科肿瘤患者免疫治疗结束后，
定期随访莫忘记

妇科肿瘤治疗方式中，免疫治疗已然成为继传统手术、化学治疗、放射治疗之后的"第四驾马车"，并为某些原本难以治愈的女性带来了新的治疗希望。但用药的结束并不意味着治疗完全结束，定期随访仍是需要的。

免疫治疗结束后，随访时需要检查的项目有哪些

根据患者的具体情况，免疫治疗结束后，随访时可能需要进行以下项目的检查。

· 影像学检查

包括胸部、腹部和盆腔 CT，必要时需行脑部磁共振或全身骨扫描。

· 血液学检查

如血常规、生化（包括血糖、血脂）、肿瘤指标、乙型肝炎病毒和人类免疫缺陷病毒（即艾滋病病毒）筛查。

· 甲状腺功能

甲状腺功能检测包括甲状腺激素、甲状腺超声等；必要时查甲状腺过氧化物酶自身抗体（TPOAb）和促甲状腺激素受体抗体（TRAb）。

• 肾上腺和垂体功能

肾上腺功能方面，主要检查早晨 8 点血浆皮质醇、促肾上腺皮质激素等。垂体功能的检查通常以甲状腺功能检测来代替。

• 呼吸系统检查

包括肺功能检查、常规胸部影像学检查等。

• 心血管系统检查

比如心肌酶谱、心电图、心脏超声（包括射血分数）、脑钠肽（BNP）等。

• 自身免疫性疾病相关检查

酌情行关节检查及功能评估。对怀疑有自身免疫性疾病患者，可行自身抗体、红细胞沉降率等检查。

——— 患者需要在哪些时间节点进行随访？随访形式有哪些 ———

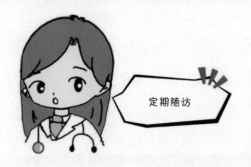

定期随访

目前，肿瘤免疫治疗在临床的应用日益广泛，对药物不良反应的连续监测和管理就显得非常重要。这能极大程度保证患者在免疫治疗全程的诊疗安全。

因此，每位患者在接受免疫治疗前、每次给药前及治疗结束后，都将接受医护人员进行的随访。随访应综合评估病史、用药情况、相关症状，并进行体格检查等，以便早期、及时发现免疫相关不良反应，并为已经发生不良反应的患者提供专业的帮助及指导。

当前，国内外常用的随访模式包括电话随访、电子化问卷随访、多学科合作模式随访等。未来，医务人员将进一步为接受免疫治疗的女性提供更加科学、便捷、高效的随访管理，以保证患者的治疗安全。

· 随访时需要告知医生哪些身体情况呢 ·

当患者发现自己身体的变化时，及时告知医生任何可疑的迹象十分重要。在随访时，若有以下身体异常情况，需要告诉医生。

（1）身体任何部位的疼痛，以及疼痛的性质、持续时间等。

（2）患者认为的可能是肿瘤复发或转移的任何症状。肿瘤复发或转移的时机并不一定在随访期间，因此当存在可疑肿瘤复发的时候，就需要及时告知医生。

（3）日常生活中，身体上的任何不适，如乏力、睡眠障碍、体重减轻、记忆力下降、大小便异常、注意力不能集中等。

（4）正在使用的其他药物或进行的其他治疗。

（5）目前的精神心理状况，如沮丧、焦虑、抑郁等。

（6）一级亲属的任何健康改变，包括新发的肿瘤。

· 随访的周期是怎样的呢 ·

免疫治疗的不良反应可能出现在治疗开始后的任意时间。因此，定期监测、持续随访的重要性不言而喻。

长期随访是免疫治疗的必经之路。部分患者可能因嫌麻烦而不愿意及时随访，这将会给病魔以可乘之机。通常，医生会每6～12周进行随访，联合治疗时的随访会更频繁，治疗停止后也会持续随访至1年。患者一定要配合医生，坚持随访，细心观察身体出现的不适或反常情况，真实报告自己的症状，以便医生及时发现问题，避免不良后果或影响治疗效果。

参考文献

［1］ Thompson JA, Schneider BJ, Brahmer J, et al. Management of immunotherapy-related toxicities, version 1. 2022, NCCN Clinical Practice Guidelines in Oncology［J］. J Natl Compr Canc Netw, 2022, 20(4): 387-405.

［2］ 康伟明. 3D 打印模板引导碘-125 粒子植入及联合免疫抑制剂治疗在妇科肿瘤的临床应用［D］. 河北：河北医科大学，2022.

［3］ 梁金晓，黄纯娴，林仲秋. 妇科恶性肿瘤免疫治疗进展［J］. 国际妇产科学杂志，2022，49（2）：191-195.

［4］ 牛志成，王雷，汪治宇，等. 免疫检查点抑制剂相关不良反应的管理专家共识［J］. 河北医科大学学报，2021，42（3）：249-255.

［5］ 中华医学会妇科肿瘤学分会，孔北华，刘继红，等. 妇科肿瘤免疫检查点抑制剂临床应用指南［J］. 协和医学杂志，2021，12（6）：854-880.

第6部分

妇科肿瘤的新型治疗方式：腹腔热灌注化学治疗

①

您了解腹腔热灌注化学治疗
这种妇科肿瘤新疗法吗

目前，肿瘤治疗手段正日益多样化，腹腔热灌注化学治疗（hyperthermic intraperitoneal chemotherapy，HIPEC）是一种新型妇科肿瘤治疗方法，是与手术、化学治疗、放射治疗、免疫治疗、靶向治疗一样有效的肿瘤治疗手段。一些专业学术组织或协会，如美国国家综合癌症网络（National Comprehensive Cancer Network，NCCN）、国际妇产科联合会（International Federation of Gynecology and Obstetrics，FIGO）、欧洲肿瘤内科学会（European Society for Medical Oncology，ESMO），均已将腹腔热灌注化学治疗作为肿瘤细胞减灭术后的晚期卵巢癌一线治疗方式之一。

什么是腹腔热灌注化学治疗

腹腔热灌注化学治疗是指通过将含有化学治疗药物的灌注液加热到治疗温度，灌注到肿瘤患者的腹腔内并维持一定的时间，以预防和治疗腹膜癌及其引起的恶性腹腔积液的一种治疗技术。

腹腔热灌注化学治疗的历史

腹腔热灌注化学治疗的历史可以追溯到 1980 年。医生发现在高温下，肿瘤细胞的生长速度会减慢，这启发了他们将化学治疗和热效应相结合。国内外学者持续完善了治疗技术。从简单的灌注液加热后直接灌入法，到恒温水浴箱、内生场和微波加热法，腹腔热灌注化学治疗技术得到不断创新和改进。目前，腹腔热灌注化学治疗主要通过手术在腹部放置 4 根特殊灌注管，经灌注管将化学治疗药物注入腹腔，在单位时间内循环，通过控制药物温度最终达到杀死肿瘤细胞的目的。

腹腔热灌注化学治疗和腹腔内化学治疗的区别

很多人分辨不出腹腔热灌注化学治疗和腹腔内化学治疗，认为它们是一种方法。其实腹腔热灌注化学治疗是在精准恒温、循环灌注、充盈腹腔的基础上开展的腹腔化学治疗，相当于"进阶版"，治疗更加"精准"。

哪些妇科肿瘤患者需要使用腹腔热灌注化学治疗

晚期妇科肿瘤会伴有腹腔转移和腹腔积液，这一特点和消化道肿瘤相似，借鉴腹腔热灌注化学治疗在消化道肿瘤中的经验来预防和治疗妇科肿瘤的腹腔转移，已得到了越来越多的关注。现阶段，腹腔热灌注化学治疗已逐渐应用于妇科肿瘤，特别是晚期卵巢癌的辅助治疗中，其安全性和有效性也逐步得到了证实。

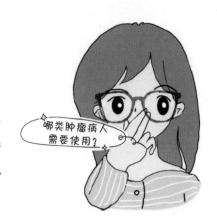

腹腔热灌注化学治疗的作用机制是什么

腹腔热灌注化学治疗的作用机制有以下几方面。

（1）肿瘤在 43 ℃环境下，持续 1 小时，即可出现不可逆损伤。因此可直接通过热效应杀死肿瘤细胞。此外，腹腔热灌注化学治疗可直接抑制肿瘤细胞DNA的复制、转录和修复。

（2）腹腔热灌注化学治疗过程中，液体流动产生的剪切力可直接导致肿瘤细胞凋亡。

（3）高温可导致肿瘤细胞膜、肿瘤血管通透性发生变化，增加肿瘤细胞中化学治疗药物的浓度。

（4）腹腔热灌注化学治疗可增加肿瘤病灶的局部药物作用浓度。

（5）热效应可阻断血管新生，导致肿瘤细胞蛋白质变性。

（6）腹腔热灌注化学治疗可能进一步提高多聚腺苷二磷酸核糖聚合酶抑制剂对卵巢癌的有效治疗率。

（7）腹腔热灌注化学治疗干扰肿瘤细胞的代谢，与化学治疗药物产生协同效应。

（8）腹腔热灌注化学治疗可增加某些药物在肿瘤深部的浓度。

腹腔热灌注化学治疗作用机制看上去很复杂，其实，大家只要将其理解为药物效应和热效应的联合使得杀伤肿瘤细胞的效果更好，就可以了。

腹腔热灌注化学治疗严格意义上讲，也属于化学治疗的一种，但有其自身的优点和适用范围，其最终目的还是帮助杀死肿瘤细胞。

②

腹腔热灌注化学治疗和普通静脉
化学治疗，怎么选

腹腔热灌注化学治疗和静脉化学治疗都是化学治疗的方法，均可以用于术后患者的康复治疗。化学治疗能清除体内残留的肿瘤细胞，防止转移和扩散等情况。有的患者会问，既然可以通过静脉进行化学治疗，为什么又要在肚子上折腾一番呢？其实这两种治疗方法各有侧重。

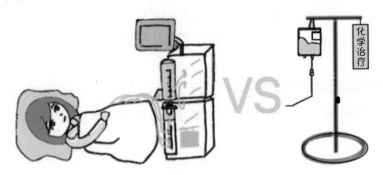

腹腔热灌注化学治疗和普通静脉化学治疗，怎么选择呢？

腹腔热灌注化学治疗和静脉化学治疗的
作用机制和给药途径有何不同

· 腹腔热灌注化学治疗

人体的腹膜是由单层间皮细胞、基底膜和5层纤维结缔组织组成的，厚度约 90 μm（微米；1 μm = 0.000 1 cm），是晚期盆腔肿瘤发生种植转移的主要部位。

腹腔热灌注化学治疗主要通过热效应、化学治疗，以及热效应与化学治疗的协同作用、持续机械性冲刷、改善机体免疫力等机制来杀伤肿瘤细胞。腹腔热灌注化学治疗的原理是利用正常组织和肿瘤细胞对温度耐受能力的差异，来达到既能够使肿瘤细胞凋亡，又不损伤正常组织细胞的目的。当然，腹腔热灌注化学治疗本身是通过腹腔给予化学治疗的治疗方式。

• 静脉化学治疗

静脉化学治疗是通过静脉输注的方式，使化学治疗药物进入人体而发挥作用。化学治疗药物主要是通过影响肿瘤细胞脱氧核糖核酸、信使核糖核酸或蛋白质的合成，或者是干扰肿瘤细胞的有丝分裂，来发挥作用。

简单总结，腹腔热灌注化学治疗作用于局部腹腔，而静脉化学治疗的药物可随着血液流动而作用至全身，两者各有侧重。

腹腔热灌注化学治疗和静脉化学治疗的适用疾病有何不同

• 腹腔热灌注化学治疗

临床中主要用于胃癌、肠癌等消化道肿瘤，或妇科肿瘤发生腹腔或盆腔转移及肿瘤性胸腔、腹腔积液等情况。

• 静脉化学治疗

适应证比较广泛，可以用于治疗全身多种肿瘤，也可以治疗恶性淋巴瘤或各种类型的白血病。

腹腔热灌注化学治疗和静脉化学治疗的不良反应有何不同

腹腔热灌注治疗和静脉化学治疗不良反应不同是由于给药途径不同所导致的。

• 腹腔热灌注化学治疗

除了静脉化学治疗的不良反应外，腹腔热灌注化学治疗还可能引起化学性腹膜炎、肠穿孔、腹腔脏器损伤，导致腹痛、腹胀等症状，甚至出现腹腔脏器功能紊乱。

• 静脉化学治疗

不良反应常见有脱发、骨髓抑制、消化道反应、肝功能损害、肾功能损害、生殖系统功能损害等。

除了上述不同外，两种治疗方法的治疗效果也有一定的差异。临床上应该选择哪种方式来治疗疾病，需要医生根据每位患者的具体情况，以及各种化学治疗的适应证和禁忌证来判断，以保证最终治疗的安全性及有效性。

③

腹腔热灌注化学治疗，判断指征最重要

　　腹腔热灌注化学治疗主要用于预防和治疗妇科肿瘤的腹膜种植转移，它有相应的适应证和禁忌证。

· 腹腔热灌注化学治疗的适应证 ·

　　腹腔热灌注化学治疗适用于以下情况。

　　（1）卵巢癌（包括少见类型的卵巢肿瘤）的初治：包括初治肿瘤细胞减灭术后的腹腔热灌注化学治疗、用于新辅助化学治疗及间歇性细胞减灭术后的再次腹腔热灌注化学治疗，尤其适用于晚期特别是合并大量腹腔积液、胸腔积液患者。

　　（2）复发性卵巢癌：包括所有铂敏感性复发性卵巢癌，特别是接受二次肿瘤细胞减灭术达到肉眼未见残留病灶（R0）的铂敏感性复发患者。对于铂耐药性复发患者，腹腔热灌注化学治疗仅用来控制恶性的胸腔、腹腔积液。

　　（3）腹膜假性黏液瘤：腹腔热灌注化学治疗是腹膜假性黏液瘤手术后的首选治疗方式。

　　（4）伴有腹腔积液或播散性腹腔转移的其他妇科恶性肿瘤：包括宫颈癌、子宫内膜癌、子宫肉瘤、外阴癌和阴道癌患者等。

　　（5）妇科肿瘤引起的难治性胸腔积液、腹腔积液的姑息性治疗。

　　（6）可尝试使用并推荐用于开展预防妇科肿瘤术后腹腔种植转移的临床试验。

腹腔热灌注化学治疗的禁忌证

腹腔热灌注化学治疗的禁忌证主要包括以下几条。

（1）肠梗阻。

（2）腹腔内广泛粘连。

（3）腹腔有明显炎症。

（4）可能存在术后吻合口愈合不良的高危因素，包括吻合口组织水肿、缺血、张力明显、严重低蛋白血症等。

（5）心脏、肾脏、肝脏和脑等主要器官功能障碍。

（6）严重凝血功能障碍。

（7）胆汁阻塞及输尿管梗阻。

（8）年龄 ≥ 75 岁为相对禁忌证。

腹腔热灌注化学治疗前的评估原则

哪些患者符合腹腔热灌注化学治疗的适应证呢？凭医生的经验来判断吗？当然不是。采取治疗前，医生会进行一系列严格的评估（包括对患者病情和身体状况的评估），以明确患者是否适合此法治疗。经过详尽、专业的评估后，医生会采取适合患者的诊疗方式。因此，妇科肿瘤患者一定要相信医生的专业判断，切忌病急乱投医。腹腔热灌注化学治疗前的评估，具体包括以下两方面内容。

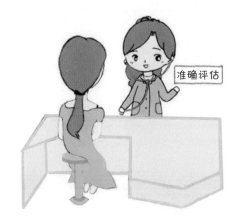

准确评估

• **肿瘤负荷评估**

规范化评估腹腔热灌注化学治疗前的肿瘤负荷，是评价其用于妇科肿瘤的疗效的重要指标。治疗前的肿瘤负荷评估方式主要为影像学检查，包括超声、CT（增强扫描）、MRI 和正电子发射计算机体层显像（PET–CT）。大家对上述检查一定要有耐心，因为所有的检查都有它的意义。

• **患者耐受性评估**

可耐受肿瘤细胞减灭术的患者，多数对腹腔热灌注化学治疗具有良好的耐受性。患者术中情况及术前的一般状况，可辅助评估患者对治疗的耐受性。肺功能、心功能评价（心脏彩超）对于评估治疗的安全性有一定的帮助。此外，腹腔容积也是影响患者对腹腔热灌注化学治疗耐受程度的重要因素，术中（开腹或经腔镜）充分分离粘连，增加腹腔容积，有助于减少腹腔热灌注化学治疗中腹胀、腹痛的发生率，提高患者对治疗的耐受程度。

腹腔热灌注化学治疗是一种比较新的治疗方法。为了确保疗效，医生在治疗前会进行详细评估，目的是确定患者适合该治疗，希望妇科肿瘤患者能以积极的态度来面对治疗前评估。

患者腹腔热灌注化学治疗前，
如何留置灌注管

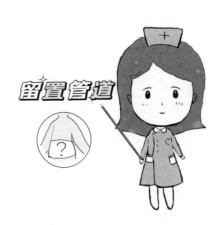

　　给药就要有通道。腹腔热灌注化学治疗，顾名思义是通过腹腔给予治疗。那具体如何通过腹腔来进行治疗呢？怎么放置灌注管？又放在哪里呢？灌注管会对患者的日常生活造成影响吗？

腹腔热灌注化学治疗的置管方式有哪些

　　腹腔热灌注化学治疗可选择经手术在关闭腹腔前进行置管，也可选择经腹腔镜或超声引导下置管。每种置管方式各有特点。

· 经手术置管
　　适用于恶性肿瘤术后患者，通常在肿瘤根治术和肿瘤细胞减灭术后进行置管。

· 经腹腔镜置管
　　适用于腹腔镜治疗或探查结束后，在腹腔镜直视下放置灌注管，具有视野清晰、创伤小、术后恢复快、效果确定的优势，临床适用性强。

• 超声引导下置管

用于已明确诊断的恶性腹腔积液患者。如果腹腔积液量少，也可以在腹腔内注入生理盐水、灭菌注射用水或 5% 葡萄糖，建立人工腹腔积液。穿刺点会选择腹腔内积液较多、无肠管粘连的腹壁。超声引导下穿刺置管具有创伤小、费用低廉的特点，但其操作受医师经验、超声机器分辨率、患者既往手术史的影响。妇科肿瘤患者，尤其是既往有手术史的患者，其腹腔内多有粘连，超声引导下置管的风险较大。

腹腔热灌注化学治疗的置管位置在哪里？置管数量是多少

腹腔热灌注化学治疗的置管位置由医生根据经验决定。通常灌注管口放置在肝肾隐窝、肝脾隐窝和盆底处。一般置入 4 根灌注管，2 根为进水管，2 根为出水管。从上腹部皮肤引出的 2 根灌注管，其腹腔内的管头端放置于盆底，从下腹部皮肤引出的 2 根灌注管，其腹腔内的管头端放置于肝肾隐窝和肝脾隐窝。4 根灌注管分别经两侧腹壁戳孔、呈内交叉放置于腹腔内。

这样的放置可以使灌注液充盈整个腹腔，不留治疗盲区，发挥腹腔热灌注化学治疗的最佳效果。

灌注管的置管长度是多少

为了方便堵管时进行操作，置管时留入腹腔内的管道长度要 ≥ 25 cm。

灌注管堵塞时要如何处理

灌注管堵塞是导致腹腔热灌注化学治疗失败、患者腹痛的重要原因。灌注管堵塞的原因主要有纤维蛋白凝结而堵塞管道、大网膜包裹或嵌顿、肿瘤组织堵塞管道。预防灌注管堵塞很重要，其中尽早进行灌注治疗尤为关键。当然，如果治疗过程中发生了堵塞，可进行以下相应处理。

（1）灌注出入口调换位置、将被堵管道作为出水口，增加灌注速度。

（2）调整灌注管朝向。

（3）使用生理盐水冲管同时旋转管道。

若上述方法均失败，可在充分消毒后，拔出部分管道至侧孔，在重新调整管道方向后再将管道还纳入腹腔。

对于进行腹腔热灌注化学治疗的患者而言，无需过分紧张，选择专业、成熟的医护团队可以降低灌注管堵塞的风险。患者一定要相信医护人员，与医护人员共同努力。

⑤

置管后，如何进行腹腔热灌注化学治疗

妇科肿瘤患者在置管后，到底何时进行腹腔热灌注化学治疗？用什么药进行治疗？要灌注几次？相信妇科肿瘤患者对于腹腔热灌注化学治疗的具体细节一定是满肚子疑问，下面就来一一解答。

妇科肿瘤患者置管后多久能进行灌注治疗呢

原发肿瘤切除 24 小时后，残留肿瘤的增殖速度一般在一周后恢复到术前水平。与原发肿瘤相比，再生肿瘤的生物学行为会发生改变，表现为肿瘤的侵袭性和耐药性增强。因此，置管手术后的腹腔热灌注化学治疗应尽早开始，建议尽量在 1 周内完成。

腹腔热灌注化学治疗的液体到底有多热

通常，灌注液温度在（43±0.1）℃。因为肿瘤在 43℃下，持续 1 小时，即可出现不可逆的损害。热效应和化学治疗可以发挥协同抗肿瘤作用，而这种协同作用在 43℃时明显增强。热效应可增强抗肿瘤药物的渗透性，使药物的渗透深度从 1～2 mm 加深至 5 mm。换句话说，热效益能使化学治疗药物对深层的肿瘤细胞也起作用。

每次要灌注多久呢

前面说到，肿瘤细胞在 43℃ 下，持续 1 小时，即可出现不可逆损害。所以腹腔热灌注化学治疗给药时间建议是 60 ～ 90 分钟，必要时也可以适当调整。治疗时间过短，无法杀灭肿瘤细胞；治疗时间过长，则会引发患者不适。

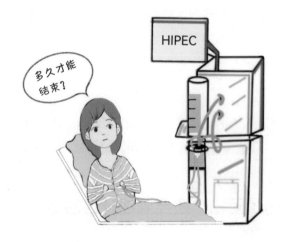

腹腔热灌注化学治疗一共需要灌注几次

灌注次数主要取决于患者病情，医生会根据患者情况，安排单次灌注或连续灌注。

预防性腹腔热灌注化学治疗通常做 1 ～ 2 次；治疗性腹腔热灌注化学治疗则做 1 ～ 3 次，视患者情况，也可以增加到 3 ～ 5 次。

多次灌注是指在一天内完成治疗吗

多次灌注不可以在一天内完成，治疗需要有时间间隔，但又不可以间隔太久。多次治疗时，为避免灌注管堵塞，一般推荐间隔时间小于 24 小时。

腹腔热灌注化学治疗灌注哪些药物，是单药还是多种药物

实施腹腔热灌注化学治疗，既可以选择单一给药，也可以联合给药。药物的选择除了考虑原发疾病情况外，也要参考患者以往对化学治疗药物的敏感性，同时兼顾药物本身的特性，如药物对腹腔肿瘤的穿透力、腹膜吸收率、热效应对腹膜的刺激性等。化学治疗药物的剂量，原则上以系统化学治疗（也就是静脉化学治疗）用量为准，根据患者年龄、身体状况、化学治疗药物耐受性和骨髓增生能力进行适当调整。

妇科肿瘤常用的腹腔热灌注化学治疗药包括顺铂、紫杉醇、多烯紫杉醇（多西他赛）、奥沙利铂、卡铂、吉西他滨、伊立替康和培美曲塞等。

除了药物，还要灌注什么液体吗

除了化学治疗药之外，腹腔热灌注化学治疗还需要一定的灌注液，以生理盐水为主，也有采用5%葡萄糖液、林格液、血浆代用品（俗称"代血浆"）、蒸馏水等的报道。灌注液的容量一般为4～6 L，以充满腹腔、建立通畅的内循环为原则。

聊了这么多腹腔热灌注化学治疗细节，相信大家不会再惴惴不安了。只要妇科肿瘤患者找到专业的医护团队，把难题交给医护人员，充分信任他们，相信一定能共克难关。

6

腹腔热灌注化学治疗结束后，
如何判断拔管时机

做腹腔热灌注化学治疗，需在体内置入4根灌注管。身体多了4根管子，势必会出现各种不适。因此，何时能拔管成了患者关心的问题。

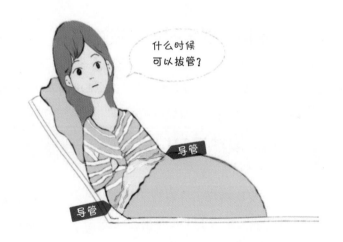

经手术置管者何时拔管

手术患者，术后第1天开始做腹腔热灌注化学治疗，当治疗结束后，如果灌注液的入量和出量保持平衡，可考虑拔除部分灌注管，医生可借助剩余的灌注管判断引流液的颜色、性质和量，以推测腹腔内的情况。因此，何时拔除所有的灌注管，要视病情而定。

超声引导下置管者何时拔管

超声引导下置管的患者，当治疗结束后，灌注液体的入量和出量保持平衡，可考虑拔管。

大量腹腔积液者何时拔管

有大量腹腔积液的患者，在腹腔热灌注化学治疗结束后，可拔除部分灌注管，剩余灌注管可用作腹腔积液的引流管。通过每日观察腹腔积液颜色、性质和量，结合患者的病情，来考虑何时拔除所有的灌注管。

身体不舒服时可以拔管吗

当患者体内的灌注管导致其出现异常疼痛等不适情况时，可考虑拔管。

发热了可以拔管吗

当患者感觉灌注管处皮肤瘙痒，并有红、肿、热、痛，或者有发热的情况，能拔管吗？若出现这种情况，医生会进一步做血液检查及引流液培养，确定是否有感染。若有感染，需要使用抗生素进行抗感染治疗。如果感染可以通过药物控制，医生可能会继续保留灌注管以观察腹腔内的情况；如果感染严重或无法控制，或者患者对灌注管的材质过敏，医生会决定拔管。

皮肤出现异常了，可以拔管吗

除了刚刚讲的灌注管处皮肤瘙痒，或者有红、肿、热、痛外，若灌注管口周围皮肤出现缺血表现，如颜色发黑等，需拔除导管。

灌注管堵了，需要拔除吗

当灌注管发生堵管时，可以通过调整灌注管的位置等措施来帮助疏通，若失败，灌注管仍堵塞，则考虑拔管。

灌注管滑脱了，可以拔除吗

灌注管意外滑脱时是不是必须拔除，这取决于滑脱的程度，以及患者是否有并发症，如感染或出血。如果滑脱程度轻，不影响灌注液出入，不考虑拔管。如果滑脱程度重，已经严重影响了腹腔热灌注化学治疗，则需考虑拔管。

灌注管处进水了，可以直接拔除吗

洗澡后发现灌注管处进水了，是不是会引发感染，是否必须拔除导管？对于这个疑问，首先要牢记，留置导管期间要尽量避免让引流管进水；如遇到洗澡等与水接触的情况，可以使用特殊的防水覆盖物保护引流管处皮肤。万一不慎有水进入引流管，医生会查看皮肤伤口处有无感染、导管有无滑脱，如果没有异常情况，不考虑拔管。

治疗期间，灌注管的维护十分重要，但也不必过于焦虑。若发生以上任何情况，都需要及时告知医护人员，他们会及时处理，并视病情决定何时拔管。

⑦

腹腔热灌注化学治疗期间，需要注意什么

妇科肿瘤患者进行腹腔热灌注化学治疗期间，需要注意的情况包括灌注管情况、有无出现不良反应，以及体温和血糖等。

• 灌注管情况需要注意什么 •

通常灌注管口放置在肝肾隐窝、肝脾隐窝和盆底两侧。一般置4根灌注管，2根为进水管，2根为出水管。灌注管的通畅程度决定着腹腔热灌注治疗的成败。

患者在腹腔热灌注化学治疗期间，不要剧烈活动，要注意灌注管的固定，灌注前要排空膀胱，避免导管的滑脱。

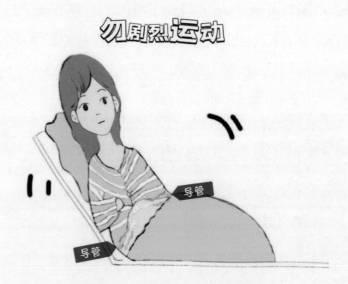

体温方面需要注意什么

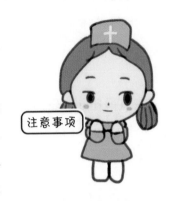

腹腔热灌注化学治疗时，药物温度会通过电脑设置在（43±0.1）℃。开始治疗的前10分钟，大量含药物的液体会被快速注入腹腔，可能会出现腹部刺痛、腹胀等不适感，待患者适应后，一般症状均可缓解。在灌注过程中，较人体更热的灌注液容易导致患者体温升高，一般波动于37.5～38.5℃，患者最常见表现为大汗淋漓。灌注结束后，上述情况可缓解。患者对此不必过于紧张，可以准备好更换的干净病员服、用于擦拭汗液的柔软干毛巾，治疗时注意防止受凉。

治疗时可能出现何种不良反应，又该如何应对

任何治疗方法都会引起不同程度的不良反应，腹腔热灌注化学治疗也一样。因为该疗法也是使用化学治疗药物，所以有部分不良反应与静脉化学治疗相似。

·胃肠道反应

腹腔热灌注化学治疗引发胃肠道反应是由于治疗的机械刺激及化学治疗药物本身的胃肠道效应。患者可能会有恶心、呕吐等表现。医生会根据其严重程度，选择性使用药物进行缓解。饮食方面，可进食半流质等容易消化的清淡饮食，适当进食电解质饮

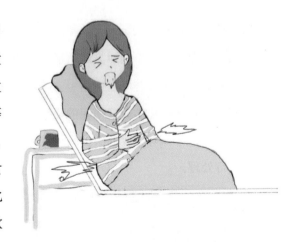

料补充水分和电解质。

- **腹痛**

由于液体冲击、牵拉肠管，以及腹腔容积增加，患者可能会有腹痛。根据严重程度，必要时使用解痉镇痛药物来缓解。

- **氧饱和度下降**

氧饱和度下降是腹腔压力增高，影响呼吸所致的，可通过调节进出水的速度来缓解。

腹腔热灌注化学治疗每次灌注要维持多久，治疗次数多少比较合理

我们在"妇科肿瘤患者置管后，如何进行腹腔热灌注化学治疗"中已经说过，建议腹腔热灌注化学治疗每次灌注时间在 60 ～ 90 分钟。灌注次数取决于患者的病情，但多次治疗时，为避免灌注管堵塞，推荐灌注间隔时间小于 24 小时。

腹腔热灌注化学治疗期间，血糖该如何管理

腹腔热灌注化学治疗会诱发血糖升高。对于非糖尿病患者，在灌注治疗 2 小时后血糖会恢复正常，不会对患者造成不良影响。对于本身有糖尿病的患者，则要常规监测血糖，必要时可以使用短效胰岛素进行对症治疗。

了解腹腔热灌注化学治疗期间的注意事项后，请患者不要过于紧张。每次腹腔热灌注化学治疗都有专业的医护陪伴在旁，密切监测治疗过程，一旦发现问题会及时进行处理。

8

治疗时出现哪些情况，需要停止
腹腔热灌注化学治疗

有的患者会问，是不是只要按照医生的吩咐去做，配合治疗，就不会出现异常情况了？其实不然，在腹腔热灌注化学治疗时，仍有可能出现超出预期的情况。如果出现下面这些情况，可能需要停止治疗。

哪些情况需要立即停止腹腔热灌注化学治疗

· 引流液颜色改变

灌注过程中，需要观察引流液的颜色，若其明显变红，提示腹腔出血可能性大，应马上停止灌注治疗，并观察是否有活动性出血的情况。

· 发热

腹腔热灌注化学治疗通过高温杀伤肿瘤细胞，治疗过程通常持续 1 小时左右。温度较高的灌注液在杀死肿瘤细胞的同时，也容易导致患者体温升高，体温一般波动于 37.5 ～ 38.5℃。

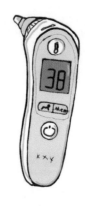

当出现患者体温 > 38.5℃时，建议停止治疗，密切观察体温变化情况。若其恢复正常，可继续进行治疗；若体温始终升高，则需要考虑是否合并感染。若患者体温在治疗时处于 37.5 ～ 38.5℃，且在治疗后 3 小时内仍未恢复基础水平，同样需要考虑是否合并感染。

· 出现腹膜炎的表现

进行腹腔热灌注化学治疗时，要尽可能预防腹膜炎的发生。腹膜炎的典型临床表现为持续性腹痛、恶心、呕吐和发热。当患者出现上述表现，若考虑为药物引起的腹膜炎，而症状较轻时，可先降低化学治疗药物的浓度并继续治疗，继续观察症状变化情况；而若症状较为严重，则需要立刻停止治疗并进一步处理。

· 灌注管口皮肤改变

进行腹腔热灌注化学治疗的患者要注意灌注管口周围皮肤的颜色及敷料洁净情况。若出现灌注管口周围皮肤缺血表现，如颜色发黑等，需马上停止治疗并拔除灌注管。

· 其他不良反应

热灌注常见的不良反应还包括大汗淋漓、心率＞100次/分等。出现这些临床表现时，首先要排除血容量不足。此外，部分患者可能出现呼吸、血氧饱和度异常，此时需要注意灌注量的情况；灌注管堵塞导致灌注液排出不畅时，患者可出现膈肌抬高，这是诱发患者出现上述不适的重要原因。在解决相关问题后，如果患者仍有上述临床表现或其他严重不适，可考虑终止腹腔热灌注化学治疗。

⑨

妇科肿瘤患者腹腔热灌注化学治疗期间，
定期复查很必要

腹腔热灌注化学治疗期间定期复查是非常重要的，它在帮助医生对患者进行最佳的个性化治疗、及时发现和处理并发症、提供心理支持、教育和指导患者，以及提高患者的生活质量方面，都有重要意义。

为什么在腹腔热灌注化学治疗期间，
需要定期进行复查

• 监测疗效

定期复查可以帮助医生了解腹腔热灌注化学治疗的效果，是否达到了预期的治疗目标，肿瘤是否缩小或者停止生长。这一点通常通过影像学检查（如 CT、MRI 或 PET-CT 等）和血液学检查（如肿瘤标志物等）来评估。

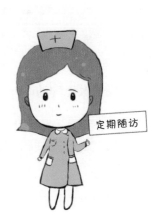

定期随访

• 发现和管理副作用

腹腔热灌注化学治疗所用的化学治疗药物可能会引起一系列的不良反应，包括恶心、呕吐、疲劳、发热、白细胞减少等。定期复查可以帮助医生及时发现并管理这些不良反应，调整治疗方案或给予相应的对症治疗，从而帮助患者减轻症状、改善生活质量。医生还可以提供生活方式上的建议，如饮食和运动的建议等，以帮助患者更好地应对治疗并恢复健康。同时，使用化学治疗药物后可能会引起贫血、血小板降低等骨髓抑制情况，定期复查可以帮助医生及时发现并处理，防止进一步恶化。

· 调整治疗方案

根据患者对治疗的反应和病情的变化情况，医生可能需要调整所使用的药物。定期复查可以帮助医生及时根据患者情况做出治疗方案的调整。

· 提供心理和社会支持

妇科肿瘤可能会对患者身体和心理都产生重大影响。定期复查是个很好的机会，让医生、护士和社会工作者为患者提供必要的心理和社会支持，帮助患者应对肿瘤和治疗的压力。

· 早期发现复发或转移

如果肿瘤出现复发或转移，早期发现和治疗通常可以提高患者的生存率和生活质量。定期复查可以提高早期发现肿瘤复发或转移的概率。

· 促进医患沟通

定期复查对于帮助患者和医生深入交流，是个良好的机会。患者在复查时可以提出对治疗的疑问和担忧，医生可以有更充裕的时间进行详细解释并提出建议。

· 鼓励患者积极参与治疗

定期复查对鼓励患者积极参与自己的治疗过程也有帮助。了解自身的病情，积极配合医生的治疗，这对于提高患者的治疗效果和生活质量都是非常有益的。

⑩

妇科肿瘤患者腹腔热灌注化学治疗结束后，仍要定期随访

即使腹腔热灌注化学治疗结束，定期随访仍然是非常重要且必要的。患者应该按照医生的建议，定期进行复查和随访。

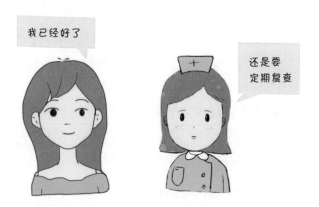

腹腔热灌注化学治疗结束后，什么时间随访

通常建议，腹腔热灌注化学治疗结束后，按照以下方案进行随访。

（1）治疗后的第 1～2 年，每 3 个月复查 1 次。

（2）治疗后的第 3～5 年，每 3～6 个月复查 1 次。

（3）治疗后的第 5 年之后，每年复查 1 次。

当然，这个时间也可以根据患者的具体情况，酌情调整。

腹腔热灌注化学治疗结束后的随访内容有哪些

腹腔热灌注化学治疗结束后的随访内容包括病史、体格检查、肿瘤标志物（血清 CA125、AFP 等）检测和影像学检查。医生会根据患者肿瘤的组织学类型选择需要复查的肿瘤标志物。超声是首选的影像学检查，若发现异常则进一步选择 CT、MRI 和（或）PET–CT 等。

腹腔热灌注化学治疗结束后为什么还要随访

· 监测复发

尽管腹腔热灌注化学治疗可能已经消灭了所有可见的肿瘤细胞，但仍有可能存在微小的肿瘤细胞群。这可能导致肿瘤在未来的某个时间点复发。定期随访可以帮助医生早期发现肿瘤的复发，从而尽早开始治疗。

· 管理长期和迟发的不良反应

一些化学治疗的不良反应可能会在治疗结束后的几个月甚至几年内持续存在或者出现，包括疲劳、神经病变、心脏问题、认知改变等。定期随访可以帮助医生识别并管理长期的或者迟发的不良反应。

· 监测第二原发肿瘤

接受过化学治疗的患者有一定的风险在未来发生第二原发肿瘤，定期随访可以帮助医生早期发现并治疗第二原发肿瘤。

· 提供心理和社会支持

肿瘤的诊断和治疗会对患者的心理和社会生活产生长期影响，定期随访可以提供一个机会，让医生、护士和社会工作者为患者提供必要的心理和社会支持。

- **促进健康的生活方式**

定期随访也是促使患者保持健康生活方式的好机会。医护人员可以在健康饮食、规律运动、戒烟、戒酒等方面对患者进行健康教育。

参考文献

［1］孔艺燕，应小燕.复发性卵巢癌治疗的应用进展［J］.中国妇产科临床杂志，2023，24（5）：550-552.

［2］王存良，李利铭，黄凯，等.腹腔热灌注质量控制规范［J］.肿瘤基础与临床，2022，35（4）：335-339.

［3］王迪，王燕，杨华丽，等.卵巢癌术后静脉化疗与腹腔热灌注化疗安全性的 Meta 分析［J］.中国妇幼保健，2023，38（5）：960-966.

［4］中国抗癌协会妇科肿瘤专业委员会，中国妇科腹腔热灌注化疗技术临床应用专家协作组.妇科恶性肿瘤腹腔热灌注化疗临床应用专家共识（2019）［J］.中国实用妇科与产科杂志，2019，35（2）：194-201.

［5］中国抗癌协会宫颈癌专业委员会.妇科肿瘤腹腔热灌注治疗临床药物应用专家共识（2024年版）［J］.中国实用妇科与产科杂志，2024，40（1）：62-67.

［6］中国抗癌协会宫颈癌专业委员会.妇科肿瘤腹腔热灌注治疗临床应用指南（2023年版）［J］.中国实用妇科与产科杂志，2023，39（9）：926-934.

［7］朱秀红，张佳，张燕，等.腹腔热灌注化疗在晚期卵巢癌中的应用进展及争议［J］.实用妇产科杂志，2023，39（2）：117-121.